Workshop Muskelaufbau

Danksagung

Ich danke meiner Freundin Annette für ihre Ermunterung, dieses Buch zu schreiben, und für ihre Geduld und ihre Anregungen beim Korrekturlesen.

Meinem Freund und Trainerkollegen Andreas Simon danke ich für die interessanten und anregenden Gespräche zum Thema und seine Tipps und Ermunterungen, dieses Buch auch tatsächlich zu veröffentlichen.

Jan Kralle

Workshop Muskelaufbau

effektiv und natural

Bibliografische Information der Deutschen Nationalbibliothek

Die Deutsche Nationalbibliothek verzeichnet diese Publikation in der Deutschen Nationalbibliografie; detaillierte bibliografische Daten sind im Internet über http://dnb.d-nb.de abrufbar.

Herstellung und Verlag: Books on Demand GmbH, Norderstedt
ISBN 978-3-8370-8414-6

Wichtiger Hinweis:
Alle in diesem Buch veröffentlichten Ratschläge stellen die persönliche Meinung des Verfassers dar und wurden von ihm sorgfältig geprüft. Eine Garantie für die Richtigkeit kann dennoch nicht übernommen werden. Eine Haftung des Verfassers für Personen-, Sach- und Vermögensschäden ist ausgeschlossen.

Ferner ist jeder Leser selbst für sein Tun verantwortlich, also auch für die Umsetzung der in diesem Buch gemachten Vor- und Ratschläge. Generell empfiehlt der Autor dem Leser vor der Aufnahme eines jeglichen Trainings, einen Arzt seines Vertrauens zu konsultieren und abzuklären, in welcher Form er ein sportliches Training aufnehmen darf.

Inhalt

1. Einleitung

Dieses Buch richtet sich an Athleten, die auf natürlichem Wege ihr Muskelaufbau-Potential ausschöpfen wollen. Dabei gilt es, zunächst einmal herauszufinden, wo generell die Grenzen beim natürlichen Aufbau liegen und wo speziell die eigenen Grenzen anzusiedeln sind. Häufig werden beide deutlich überschätzt.

Seltsamerweise glauben viele Sportler, daß sie mittels Training und der richtigen Ergänzungspräparate eine Körperkonstitution wie Arnold Schwarzenegger, Lee Haney, Dorian Yates oder Ronnie Coleman erreichen könnten. Dabei sind die genannten Athleten genetische Ausnahmeerscheinungen – genauso wie ein Muhammad Ali oder Mike Tyson im Boxen, ein Garri Kasparow oder Anatoli Karpow im Schach, ein Albert Einstein oder Stephen Hawking in der Physik, ein Robbie Nash oder Björn Dunckerbeck im Surfen ... nur bei diesen glaubt keiner, mit ihnen gleichziehen zu können – selbst mit härtestem Training.

Zu den großteils völlig unrealistischen Erwartungen, was möglich ist, gesellt sich häufig noch eine überzogene Erwartungshaltung bezüglich des Zeithorizonts: „Ich will in den nächsten 3 Monaten 10kg Muskeln aufbauen.“ – eine völlig unrealistische Größe. Studien deuten darauf hin, daß das Maximum einer möglichen Proteinanlagerung bei ca. 20g pro Tag liegt. Dies entspricht ca. 90-100g Muskelsubstanz. Wenn man dieses auf drei Monate, also 90 Tage, hochrechnet, erhält man einen Wert von 8.370g.

Bei realistischer Betrachtung hingegen erhält man Werte von ca. 20% Gewichtszunahme im ersten Trainingsjahr bei annähernd gleichbleibendem Körperfettanteil. Im zweiten Trainingsjahr sind vielleicht weitere 10% Gewichtszunahme möglich, und ab dem dritten Trainingsjahr 0-3%, wobei dieser Wert umso kleiner wird, je länger schon trainiert wird.

Die Frage ist also, wie man sein realistisch erreichbares Potential innerhalb möglichst kurzer Zeit erreicht. Hier setzt der Trainingskomplex dieses Buches an. Dabei geht es um die Einflußfaktoren auf das Training und ihre Wirkung. Es werden generelle Richtlinien gegeben genauso wie Tipps zur Individualisierung des eigenen Trainings – aufbauend auf der persönlichen Körperkonstitutionsanalyse des ersten Teils.

Im fünften Teil wird das Thema Regeneration angesprochen, das bei vielen Trainierenden zu kurz kommt. Schließlich findet die körperliche Anpassung an das Training nicht während des Trainings statt, sondern in der nachfolgenden Erholungsphase.

Im sechsten und siebten Teil geht es schließlich um die Ernährung und Nahrungsergänzungen. Häufig wird der Einfluß einer guten Basisernährung auf den Muskelaufbau deutlich unterschätzt, der Einfluß von Supplements hingegen deutlich überschätzt. In diesem Kapitel wird deutlich gemacht, daß eine gute Basisernährung absolut notwendig ist für den persönlich maximalen Muskelaufbau.

Der Titel „Workshop Muskelaufbau“ bezieht sich auf den Aufbau des Buches: Es soll Sie wie ein Workshop zu dem für Sie optimalen Training für Muskelaufbau leiten.

Ich wünsche Ihnen viel Spaß beim Lesen, eine Menge neuer Erkenntnisse und vor allem viel Erfolg beim Umsetzen des Workshops, beim darauf aufbauenden Training und natürlich beim Muskelaufbau.

Jan Kralle

2. Das Aufbaupotential

Die Werbung im Fernsehen und in Zeitschriften überflutet uns mit Bildern muskulöser Männer (und teils auch Frauen), Sportler werden immer muskelbepackter (schauen Sie sich nur einmal die 100m-Sprinter an) – selbst Schauspieler trainieren sich für bestimmte Rollen regelrecht Muskelpakete an.

Da nimmt ein Tobey McGuire für seine Rolle als Spiderman mal eben 20kg an Muskeln zu. In einschlägigen Bodybuildingzeitschriften werden Ergänzungsmittel beworben, mit deren Hilfe man angeblich 6kg Muskeln in 6 Wochen aufbauen könne. Und wenn man die 100m-Sprinter der heutigen Weltklasse ansieht, stellt man fest, daß sie zum großen Teil mit den Spitzen-Bodybuildern der 70er Jahre mithalten bzw. diese nach Bodybuildingkriterien sogar schlagen würden.

Irgendwie seltsam, nicht wahr?

Aus diesem Grund sehen wir uns zunächst einmal an, wie viel Muskelsubstanz ein Mensch überhaupt dopingfrei aufbauen kann. Dabei spielt die genetische Veranlagung eine große Rolle, aber auch das richtige Training, die richtige Ernährung und ausreichend lange Erholungsphasen.

2.1. Der FFMI – wie viel ist möglich?

Unser Körpergewicht setzt sich im Wesentlichen aus zwei Komponenten zusammen: fettfreier Körpermasse (FFM = fettfreie Masse) und Körperfett. Beide Komponenten können wir beeinflussen: Die fettfreie Masse durch Muskelaufbau und das Körperfett durch Fettabbau.

Der FFMI (Fatfree Mass Index) ist ein Index zur Einschätzung der fettfreien Körpermasse – ganz ähnlich dem BMI (Body Mass Index) zur Einschätzung des Körpergewichts:

$$BMI = \frac{Körpergewicht\ in\ kg}{(Körpergröße\ in\ m)^2}$$

$$FFMI = \frac{fettfreie\ Körpermasse\ in\ kg}{(Körpergröße\ in\ m)^2}$$

Eine finnische Forschergruppe hat untersucht, wie viel fettfreie Körpermasse ein Mensch dopingfrei entwickeln kann und hat einen Wert ermittelt: Genetisch begnadete Menschen können einen FFMI von knapp 25-26 erreichen. Das heißt, daß Werte über 26 so gut wie ausgeschlossen sind und Werte über 25 sehr unwahrscheinlich sind.

Eine eigene Untersuchung anhand der Daten von Natural-Bodybuildern (also Bodybuildern, die dopingfrei trainieren) zeigt, daß ihr BMI in Wettkampfform zwischen 23 und 26 liegt. Das entspricht ungefähr einem FFMI 22 bis 25.

Was heißt das jetzt für Sie?

Sie müssen lediglich die Formel umstellen und nach dem Körpergewicht auflösen, um zu ermitteln, wie viel fettfreie Körpermasse Sie bei exzellenter Genetik und optimaler Trainings-, Ernährungs- und Erholungsgestaltung maximal entwickeln können:

$$maximale\ fettfreie\ Körpermasse = 25 \cdot (Körpergröße\ in\ m)^2$$

Oder Sie schauen in die folgende Tabelle und entnehmen dieser Ihren Wert:

Größe in Metern	max. FFM in kg
1,50	56
1,55	60
1,60	64
1,65	68
1,70	72
1,75	77
1,80	81
1,85	86
1,90	90
1,95	95
2,00	100
2,05	105
2,10	110
2,15	116
2,20	121

Wenn Sie größer als 1,70m sind, können Sie auch folgende Formel als gute Näherung verwenden:

$$maximale\ fettfreie\ Körpermasse = (Körpergröße\ in\ cm) - 100$$

Bedenken Sie bitte, daß dies das Maximum bei begnadeter Genetik darstellt. Wenn Ihre Gene es weniger gut mit Ihnen gemeint haben, liegt Ihr Potential darunter. Dabei gibt es zwei Haupteinflußfaktoren – Ihren Körpertyp und die bei Ihnen vorherrschende Muskelfaserart.

2.2. Die Körpertypen – Einfluß auf Ihr Potential und Training

Bei den Körpertypen unterscheiden wir zwischen dem Ekto-, dem Meso- und dem Endomorphen. Jeder Körpertyp hat seine Vorzüge und seine Nachteile:

Der Ektomorphe – der Schlanke

Der Ektomorphe ist groß und schlank, hat einen kurzen Oberkörper, lange Arme und Beine, schmale Füße und Hände sowie eine geringe Fettaufspeicherung. Sein Becken ist breiter als seine Schultern und sein Brustkorb eher klein.

Seine Muskeln sind lang und dünn, wodurch eine schlechte Körperhaltung begünstigt wird. Sein Stoffwechsel ist schnell – er kann nahezu alles essen, ohne dabei übergewichtig zu werden.

Die Pubertät setzt beim Ektomorphen spät ein, und sein Wachstum ist ebenfalls erst spät abgeschlossen. Er ist sehr gelenkig mit der Neigung zur Hypermobilität („Überbeweglichkeit“).

Sein Blutdruck ist niedrig, sein Ruhepuls hoch und sein Kreislauf insgesamt schwach. Bei schnellem Aufstehen wird ihm schwindlig, und er hat kalte Hände und Füße.

Das Nervensystem des Ektomorphen arbeitet schnell und sensibel, was ihn empfindlich, nervös und introvertiert macht.

Der Mesomorphe – der Muskulöse

Der Mesomorphe besitzt einen eckigen, muskulösen Körperbau mit einem mächtigen Brustkorb, kräftigen Muskeln und großer Kraft (bei Frauen: Sanduhrfigur). Seine Schultern sind breiter als sein Becken, sein Oberkörper ist lang, seine Hände und Füße sind groß.

Die Pubertät setzt beim Mesomorphen früh ein, sein Herzkreislaufsystem ist leistungsfähig und sowohl sein Blutdruck als auch sein Ruhepuls sind niedrig, sofern er einen aktiven Lebensstil pflegt.

Er ist wenig kälteempfindlich, hat eine gute Körperhaltung und speichert Fett bevorzugt in der Körpermitte an Bauch und Hüften (Apfeltyp).

Vom Wesen her ist der Mesomorphe angriffslustig und extrovertiert.

Der Endomorphe – der Pummelige

Der Endomorphe hat kurze Arme und Beine, ein rundes Gesicht, einen kurzen Hals und seine Schultern sind genauso breit oder etwas breiter als seine Hüften. Seine Körperformen sind rund und er nimmt schnell zu.

Sein Ruhepuls und Blutdruck sind niedrig, die Pubertät setzt spät ein. Er ist gutmütig, gesellig und extrovertiert.

Auswirkungen auf das Training

Der ***Ektomorphe*** spricht sowohl auf Kraft- als auch Ausdauertraining eher schlecht an. Für die Entwicklung von Muskelmasse benötigt er deutlich länger als der Meso- und der Endomorphe und sein Potential für Muskelaufbau liegt deutlich unter dem der anderen beiden Körpertypen.

Einen FFMI von 25 wird er höchstwahrscheinlich nicht erreichen – eher einen Wert von 20-22.

Durch sein sehr aktives Nervensystem gerät er schnell ins (zentralnervöse) Übertraining – d.h. er benötigt entweder mehr Ruhetage zwischen zwei Trainingseinheiten oder er muß die Erschöpfung und das Volumen gering halten. Die Workouts sollten kurz sein, und Muskelversagen ist zu vermeiden. Dafür setzt er aber nur schwer Körperfett an.

Der Ektomorphe sollte Ausdauertraining mit niedriger Intensität betreiben. Ein solches Training beruhigt das Nervensystem, fördert die Regeneration und optimiert damit das Krafttraining. Umfang und Intensität des Ausdauertrainings für den Ektomorphen sollten eher gering bemessen sein.

Der ***Mesomorphe*** spricht sehr gut auf Kraft- und Ausdauertraining an. Sein Aufbaupotential ist groß und somit auch die Chance, daß er einen FFMI von 25 erreicht.

Gerade in der Anfangszeit macht der Mesomorphe mit nahezu jedem Trainingssystem Fortschritte. Er kann häufiger, umfangreicher und erschöpfender trainieren als der Ektomorphe – sowohl beim Krafttraining als auch beim Ausdauertraining.

Da er schnell auf ein Muskelaufbautraining anspricht, ist auch bei ihm zu Ausdauertraining zu raten, damit die Entwicklung des Herzkreislaufsystems mit dem Muskelaufbau Schritt hält und somit eine hohe Leistungsfähigkeit und optimale Nährstoffversorgung der Muskulatur gewährleistet ist.

Der Nachteil des Mesomorphen ist seine Neigung zu steifer Muskulatur. Er muß daher mehr als die anderen beiden Körpertypen auf ein regelmäßiges Dehnungs- und Beweglichkeitstraining achten.

Der ***Endomorphe*** spricht ähnlich gut wie der Mesomorphe auf ein Muskelaufbautraining an. Auch er hat gute Chancen, einen FFMI von 25 zu erreichen.

Wie der Mesomorphe kann auch der Endomorphe häufiger, umfangreicher und erschöpfender trainieren, als der Ektomorphe.

Der große Nachteil des Endomorphen ist seine Neigung zum Fettaufbau. Daher ist Ausdauertraining für ihn ein Muß. Dabei sollten zum Ziel der Körperfettkontrolle eher Umfang (Dauer) und Häufigkeit vor Intensität stehen.

Wie Sie sehen, hat jeder der drei Körpertypen seine Vor- und seine Nachteile. Bezogen auf den Muskelaufbau sind Sie ganz klar im Vorteil, wenn Sie einen mesomorphen oder endomorphen Körperbau haben. Aber was nützt Ihnen alle Muskelmasse der Welt, wenn sie unter einer dicken Fettschicht versteckt ist?

Hier haben der Mesomorphe und der Ektomorphe Vorteile – der Mesomorphe, da er bei entsprechendem Training relativ schnell Fett abbaut und der Ektomorphe, weil er gar nicht erst viel Fett aufbaut.

Bezüglich des Muskelaufbaus als auch des Fettabbaus ist also der Mesomorphe der überlegene Körpertyp. Allerdings muß er sehr stark auf seine Beweglichkeit achten und sie trainieren, da er sonst „versteift“ und letztlich „vor Kraft nicht mehr gehen kann“.

Übersicht

Körpertyp	**Merkmale**	**Auswirkungen**
Ektomorph	▪ Groß + schlank ▪ Kurzer Oberkörper ▪ Lange Gliedmaßen ▪ Schwierigkeiten beim Zunehmen ▪ Sehr aktives Nervensystem	▪ Geringe Trainingstoleranz ▪ Baut schlecht Muskeln auf ▪ Baut schlecht Fett auf ▪ Hohes Risiko des Übertrainings
Mesomorph	▪ Eckige, muskulöse Figur ▪ Schultern breiter als Becken ▪ Wenig kälteempfindlich ▪ Angriffslustig + extrovertiert	▪ Baut schnell Muskelsubstanz auf ▪ Neigt zur Unbeweglichkeit
Endomorph	▪ Langer Oberkörper ▪ Kurze Gliedmaßen ▪ Runde Körperformen ▪ Neigt zu Fettansatz ▪ Gutmütig + gesellig	▪ Baut schnell Muskeln auf ▪ Baut schnell Fett auf

Idee:

Ordnen Sie sich entsprechend der Beschreibungen einem der drei Körpertypen zu. Beachten Sie dabei, daß normalerweise keiner der drei Typen in Reinform auftritt. Überprüfen Sie also, welchem Körpertyp Sie am ehesten entsprechen.

Notieren Sie sich, zu welchem Körpertyp Sie gehören, und welche Vor- und Nachteile dies für Ihr Training hat.

2.3. Die Muskelfasertypen – Einfluß auf Ihr Potential und Training

Im menschlichen Körper unterscheiden wir grob zwei verschiedene Arten von Muskelfasern: *FT-Fasern* und *ST-Fasern.*

FT steht dabei für „fast twitch“ und bedeutet schnellzuckend. Diese Fasern können innerhalb kurzer Zeit große Kraft entfalten, ermüden aber auch sehr schnell. Sie sind geringer durchblutet als die ST-Fasern, haben eine schlechtere Speicherkapazität für Glykogen (Speicherform der Kohlenhydrate im Körper) dafür aber eine deutlich größere Speicherkapazität an energiereichen Phosphaten als die ST-Fasern.

FT-Fasern haben ein deutlich höheres Wachstumspotential als ST-Fasern. Dabei vergrößert sich die Muskelzelle durch Anlagerung von Proteinen, wodurch die kontraktile Masse erhöht wird. Der Muskel wird größer und stärker.

ST steht für „slow twitch“ und bedeutet langsamzuckend. Die ST-Fasern entfalten (deutlich) geringere Kraft als die FT-Fasern, sind aber dafür sehr ausdauernd. Im Gegensatz zu den FT-Fasern können die ST-Fasern eine konstante Kraftleistung über einen wesentlich längeren Zeitraum erbringen, und der Kraftabfall ist deutlich geringer.

ST-Fasern besitzen ein hohes Speicherpotential für Glykogen. Die Muskelzelle vergrößert sich im Gegensatz zu den FT-Fasern im Wesentlichen durch Einlagerung von Glykogen, durch Vergrößerung und Vermehrung der Mitochondrien (das sind die „Kraftwerke“ der Muskeln: hier wird aus Glykogen und Fetten mit Hilfe von Sauerstoff Energie gewonnen) sowie durch eine Verbesserung der Kapillarisierung.

Bei Menschen mit einem hohen Anteil an FT-Fasern fällt der Pump-Effekt geringer aus als bei jenen mit hohem ST-Anteil. Größere Veränderungen am Trainingsgewicht haben nur kleine Veränderungen bei den maximal möglichen Wiederholungen zur Folge, und mit gleichem Trainingsgewicht können bei mehreren Sätzen in Folge immer weniger Wiederholungen absolviert werden aufgrund fortschreitender Ermüdung.

Dafür reagieren die FT-Fasern mit schneller Volumen- und Kraftzunahme. Der Muskel wird geringfügig ausdauernder aber wesentlich stärker.

Menschen mit einem hohen Anteil an ST-Fasern erscheinen aufgrund der guten Kapillarisierung und damit guten Durchblutung während des Trainings deutlich massiger als zu Zeiten außerhalb des Trainings. Sie wirken wie „aufgepumpt“ (daher auch die englische Bezeichnung „the pump“ oder „pump effect“ oder auch auf deutsch „Pump-Effekt“).

Weiterhin gehen kleine Veränderungen am Trainingsgewicht einher mit großen Veränderungen bei der Anzahl der Wiederholungen, die sie mit diesem Gewicht schaffen. Dafür kann mit dem gleichen Trainingsgewicht die gleiche (erschöpfende) Wiederholungszahl über mehrere Sätze aufrecht erhalten werden. Der Muskel wird also durch Training geringfügig stärker aber wesentlich ausdauernder.

Wie Sie sehen, hat der Anteil an FT- und ST-Fasern sowohl Auswirkungen auf das Muskelaufbaupotential als auch darauf, wie Sie trainieren sollten und welche Wirkungen sie damit erzielen. Grund genug, um herauszufinden, welche Faserart bei Ihnen in den einzelnen Muskeln welchen Anteil hat, finden Sie nicht?

Für einen genauen Test benötigen Sie allerdings ein Labor, und Ihnen müßte aus jedem Muskel ein kleines Stück (eine sog. Biopsie)

Muskelfleisch entnommen werden. Das ist nicht nur schmerzhaft, sondern kostet Sie auch eine Menge Geld.

Eine andere Methode, die schmerzfrei ist, die Sie nichts kostet und die Sie beim Training anwenden können, finden Sie auf der nächsten Seite (Muskelfasertest).

Für die Auswertung des Tests müssen Sie ein wenig rechnen. Um es einfacher zu gestalten, zeige ich Ihnen das Vorgehen anhand eines Beispiels:

Angenommen, Sie haben beim Rudern am Kabelzug 6 Wiederholungen mit 60kg geschafft und 16 Wiederholungen mit 40kg:

1. Testtag: 6 WH mit 60kg
2. Testtag: 16 WH mit 40kg

Als erstes berechnen Sie Ihr absolutes Kraftdelta, indem Sie zunächst das Gewicht des zweiten Testtages von dem des ersten Testtages abziehen (im Beispiel also 60kg – 40kg = 20kg) und das gleiche für die Wiederholungen machen (im Beispiel: 16WH – 6WH = -10WH). Diese beiden Zahlen teilen Sie jetzt durcheinander – und zwar Gewichtsdifferenz durch Wiederholungsdifferenz: 20kg / 10WH = 2kg / WH.

$$\boldsymbol{abs.\ Kraftdelta} = \frac{\boldsymbol{Gewicht\ 1.Test - Gewicht\ 2.Test}}{\boldsymbol{WH\ 2.Test - WH\ 1.Test}} =$$

$$= \frac{60kg - 40kg}{16WH - 6WH}$$

$$= \frac{20kg}{10WH}$$

$$= 2kg/WH$$

Muskelfasertest

1. Suchen Sie sich für jeden Muskel möglichst eine Isolationsübung aus, bei der der Muskel über möglichst die gesamte Bewegung einer gleich hohen Spannung ausgesetzt ist. Zum Beispiel:

   - Brust: Kabelzüge über Kreuz
   - oberer Rücken / Latissimus: Rudern am Kabelzug oder Maschine
   - Schultern: Seitheben mit Kurzhanteln oder am Kabelzug
   - Nacken/Trapezmuskel: Schulterheben / Shrugs
   - Bizeps: alle Arten von Curls
   - Trizeps: alle Arten von Trizepsdrücken
   - Bauch: Crunchmaschine
   - unterer Rücken: Backextensions an der Maschine
   - Oberschenkelvorderseite: Beinstrecken
   - Oberschenkelrückseite: Beincurls
   - Waden: jede Art von Wadenheben)

2. Wählen Sie für jede Übung ein Gewicht für ungefähr 6-8 Wiederholungen, und machen Sie so viele Wiederholungen wie Sie können. Die Wiederholungen müssen in jedem Fall sauber ausgeführt werden. Die letzte sauber ausgeführte Wiederholung zählt.
3. Notieren Sie sich für jede Übung das Gewicht und die Wiederholungen, die Sie in sauberer Ausführung geschafft haben.
4. Machen Sie 3-5 Tage Pause.
5. Wählen Sie für jede Übung ein Gewicht für 14-16 Wiederholungen, und machen Sie so viele Wiederholungen in sauberer Ausführung wie Sie können.
6. Notieren Sie sich für jede Übung das Gewicht und die Wiederholungen, die Sie in sauberer Ausführung geschafft haben.

Das absolute Kraftdelta sagt Ihnen, um wie viel Kilogramm Sie das Übungsgewicht verringern müssen, wenn Sie eine Wiederholung mehr machen möchten – und umgekehrt.

Nehmen wir an, Sie interessieren sich in unserem Beispiel für das maximale Gewicht, mit dem Sie 10 Wiederholungen schaffen. Aus dem ersten Test wissen Sie, daß Sie für 6 Wiederholungen maximal 60kg bewältigen. Um auf 10 Wiederholungen zu kommen, müssen Sie also 4 Wiederholungen mehr machen.

Aus dem Kraftdelta wissen Sie, daß Sie für jede Wiederholung, die Sie mehr machen möchten, das Gewicht um 2kg reduzieren müssen. Für 4 Wiederholungen mehr, müssen Sie also 8kg weniger an Gewicht auflegen – also 52kg.

Sie können natürlich auch von dem Gewicht für 16 Wiederholungen ausgehen. Um auf 10 Wiederholungen zu kommen, müssen Sie 6 Wiederholungen weniger machen. Für jede Wiederholung weniger können Sie laut Ihres Kraftdeltas 2kg mehr an Gewicht auflegen – insgesamt also 12kg mehr.

Da Sie 16 Wiederholungen mit 40kg bewältigen, können Sie für 10 Wiederholungen 52kg (=40kh + 12kg) auflegen. Wie Sie sehen, ist es egal, ob Sie von dem höheren oder niedrigeren Gewicht ausgehen – das Ergebnis ist immer dasselbe.

Das maximale Gewicht für eine bestimmte Wiederholungszahl x wird übrigens mit **xRM** abgekürzt. Dabei steht x für die Anzahl der Wiederholungen und RM für „repetition maximum“.

Im Beispiel haben Sie beim ersten Test Ihr 6RM für das Rudern ermittelt (nämlich 60kg) und beim zweiten Test Ihr 16RM (=40kg). Gerade eben haben wir rechnerisch Ihr 10RM berechnet, und es beträgt 52kg.

Als nächstes berechnen wir jetzt das 1RM für das Rudern: Ihr 6RM im Beispiel beträgt 60kg. Für 5 Wiederholungen weniger können Sie 5 x 2kg – also 10kg – mehr an Gewicht auflegen. Ihr 1RM liegt demnach bei 70kg.

Und jetzt kommen wir zu der Kennzahl, die Aufschluß über die Muskelfaserverteilung gibt: dem **relativen Kraftdelta**. Das relative Kraftdelta ergibt sich, wenn Sie Ihr absolutes Kraftdelta durch Ihr 1RM teilen. In unserem Beispiel berechnet es sich folgendermaßen:

$$\boldsymbol{rel.\ Kraftdelta = \frac{abs.\ Kraftdelta}{1RM}}$$

$$= \frac{\frac{2kg}{WH}}{70kg} = \frac{2kg}{70kg}/WH$$

$$= 0{,}029/WH = 2{,}9\%/WH = 2{,}9\%\ pro\ WH$$

Das relative Kraftdelta gibt also an, um wie viel Prozent des 1RM Sie das Übungsgewicht reduzieren müssen, wenn Sie eine Wiederholung mehr machen möchten. Je größer die Prozentzahl ist, desto größer ist der Anteil an FT-Fasern. Je kleiner die Prozentzahl ist, desto größer ist der Anteil an ST-Fasern.

Wie Sie sehen, spielt nicht nur der Körpertyp eine große Rolle beim Potential, Muskeln aufzubauen, sondern auch die Faserverteilung. Ein Ektomorpher mit einem hohen Anteil an FT-Fasern wird z.B. besser aufbauen als ein Ektomorpher mit einem hohen Anteil an ST-Fasern. Sie können dabei natürlich statt Ektomorph auch jeden der anderen beiden Körpertypen einsetzen.

Übersicht

Rel. Kraftdelta	**Einstufung**	**Auswirkungen**
< 1,5%	▪ Hoher Anteil an ST-Fasern ▪ „Hardgainer“	▪ gutes Ausdauerpotential ▪ geringes Muskelaufbaupotential ▪ spricht eher schlecht auf eine Creatinsupplementation an ▪ spricht eher gut auf ein Aufladen mit Kohlenhydraten an
1,5% bis 2,5%	▪ ausgewogener Anteil an FT- und ST-Fasern ▪ normales Aufbaupotential	▪ durchschnittliches Muskelaufbaupotential ▪ durchschnittliches Ausdauerpotential ▪ spricht durchschnittlich auf eine Creatinsupplementation an ▪ spricht durchschnittlich auf ein Aufladen mit Kohlenhydraten an
> 2,5%	▪ hoher Anteil an FT-Fasern ▪ „Fast Gainer“	▪ gutes Muskelaufbaupotential ▪ geringes Ausdauerpotential ▪ spricht gut auf eine Creatinsupplementation an ▪ spricht eher schlecht auf ein Aufladen mit Kohlenhydraten an

Trotzdem scheint der Körpertyp von höherer Wichtigkeit für das Muskelaufbaupotential zu sein. So wird ein Mesomorpher oder ein Endomorpher mit hohem Anteil an ST-Fasern wahrscheinlich schneller und besser Muskeln aufbauen als ein Ektomorpher mit hohem Anteil an FT-Fasern.

Ektomorphe starten häufig mit einem FFMI von 15 bis18 und können diesen durch gezieltes Training und angepaßte Ernährung auf bis zu 20 bis 22 steigern. Meso- und Endomorphe starten häufig schon mit einem FFMI von 19 bis 21 und können diesen dann auf 24 bis 25 steigern.

Diese leidvolle Erfahrung durfte ich als Ektomorpher auch schon mehrfach machen. Am stärksten ist mir diesbezüglich folgende Szene in Erinnerung geblieben: Ich bin 1,88m groß, wog damals ungefähr 90kg (allerdings etwas speckig) und war gerade beim Training im Studio, als ich ein neues Mitglied sah.

Der Kerl war ca. 1,90m groß und wog geschätzte 85kg, sah athletisch-muskulös aus und hatte Ansätze eines Sixpacks. Auf meine Frage, wie lange er denn schon trainiert und wo er denn vorher trainiert hätte, antwortete er, daß er erst seit einer Woche trainiere und die Jahre vorher nur ein bißchen gejoggt wäre.

„Das darf nicht wahr sein", dachte ich, „da trainiere ich mir seit 6 Jahren die Seele aus dem Leib und dann kommt so ein Typ daher, hat noch nie trainiert, hat genauso viel Muskelmasse wie ich und dabei deutlich weniger Fett auf den Rippen ...". Der Hammer kam, als er dann auch noch Bankdrücken mit 80kg versuchte und fünf Wiederholungen geschafft hat. Meine Bestleistung waren damals 8 Wiederholungen mit 85kg – nach 6 Jahren hartem Training!

Der weitere Weg dieses Trainierenden sah dann so aus, daß er innerhalb der folgenden zwölf Monate um 15kg auf 100kg Gewicht aufbaute und die Ansätze zum Sixpack immer noch erkennbar waren...

Ermüdungstest

1. Suchen Sie sich für jeden Muskel möglichst eine Isolationsübung aus, bei der der Muskel über möglichst die gesamte Bewegung einer gleich hohen Spannung ausgesetzt ist. Zum Beispiel:

    - Brust: Kabelzüge über Kreuz
    - oberer Rücken / Latissimus: Rudern am Kabelzug oder Maschine
    - Schultern: Seitheben mit Kurzhanteln oder am Kabelzug
    - Nacken/Trapezmuskel: Schulterheben / Shrugs
    - Bizeps: alle Arten von Curls
    - Trizeps: alle Arten von Trizepsdrücken
    - Bauch: Crunchmaschine
    - unterer Rücken: Backextensions an der Maschine
    - Oberschenkelvorderseite: Beinstrecken
    - Oberschenkelrückseite: Beincurls
    - Waden: jede Art von Wadenheben)

2. Wählen Sie für jede Übung ein Gewicht, das in etwa Ihrem 10-15RM entspricht und führen Sie soviele WH durch, wie Sie in korrekter Form schaffen.
3. Machen sie exakt eine Minute Pause.
4. Führen Sie nun wieder soviele WH durch, wie Sie in korrekter Form schaffen.
5. Notieren Sie sich die beiden WH-Zahlen.

Zurück zum Thema: Ich schlage vor, daß Sie meinen Ermüdungstest (s. vorhergehende Seite) durchführen. Der Ermüdungstest liefert Ihnen als Ergebnis eine Einschätzung, wie schnell Sie bzw. Ihre Muskeln sich von einem erschöpfenden Einsatz erholen.

Zur Auswertung des Tests teilen Sie die Anzahl der WH im zweiten Testsatz durch die Anzahl der WH im ersten Testsatz. Nehmen wir an, im ersten Satz konnten Sie 12WH durchführen und im zweiten Satz 8WH. Dann berechnet sich Ihr Ermüdungsdelta wie folgt:

$$\boldsymbol{Erm\ddot{u}dungsdelta} = \frac{\boldsymbol{\#WH\ im\ 2.Satz}}{\boldsymbol{\#WH\ im\ 1.Satz}}$$

$$= \frac{8WH}{12WH} = \frac{8}{12} = 0{,}667 = 66{,}7\%$$

Das Ermüdungsdelta zeigt Ihnen an, wie schnell Ihre Muskelfasern nach einem erschöpfenden Einsatz wieder fit sind. Wie Sie vom Anfang dieses Kapitels noch wissen, ermüden die FT-Fasern schnell und erholen sich schlecht im Gegensatz zu den ST-Fasern, die nur langsam ermüden und sich schnell erholen. Je größer also Ihr Ermüdungsdelta ist, desto schneller sind Ihre Fasern wieder einsatzbereit und desto größer ist demzufolge der Anteil an ST-Fasern. Eine Beurteilung Ihres Ergebnisses finden Sie in nachfolgender Tabelle:

Ermüdungsdelta	**Bewertung**
Über 90%	• Hoher ST-Anteil • Hardgainer
70-90%	• Normaler ST-Anteil • Normal-Gainer
Unter 70%	• Hoher FT-Anteil • Fast-Gainer

Idee:

Führen Sie den Test zur Bestimmung der Muskelfaseranteile durch und notieren Sie sich für jeden Muskel, in welche Kategorie er fällt: Hardgainer, Fast-Gainer oder Durchschnitt.

2.4. Die Ausdauerleistungsfähigkeit – Einfluß auf Ihr Training und Ihre Fortschritte

Kommen wir jetzt zu einem Thema, an dem sich die Geister scheiden: Ist Ausdauertraining nötig oder hinderlich, wenn man Muskelsubstanz aufbauen will? Und was hat die Ausdauerleistungsfähigkeit mit Muskelaufbau zu tun?

Beantworten wir die zweite Frage zuerst, denn aus dieser Antwort ergibt sich automatisch die Antwort auf die erste Frage.

Die Ausdauerleistungsfähigkeit wird anhand der relativen maximalen Sauerstoffaufnahme (auch rel. VO_2_max genannt) gemessen. Dieser Wert gibt an, wie viel Sauerstoff der Körper pro kg Körpergewicht und pro Minute maximal verwerten kann.

Die maximale Sauerstoffaufnahme wird von vielen Faktoren beeinflußt – die wichtigsten sind:

- Schlagvolumen des Herzens (je größer das Schlagvolumen, desto mehr Blut kann pro Minute durch die Adern gepumpt werden)

- Sauerstoffaufnahmekapazität des Blutes (je mehr Sauerstoff das Blut aufnehmen kann, desto mehr Sauerstoff kann pro Herzschlag durch die Adern zum Zielort transportiert werden)

- Kapillarisierung (je mehr feinste Blutgefäße vorhanden sind, desto mehr „Sauerstoffentnahmestellen" gibt es für z.B. die Muskulatur)

- Sauerstoffverwertungskapazität in der Zelle (wenn die Verwertungskapazität gering ist, kann der über das Blut zur Verfügung gestellte Sauerstoff nicht (optimal) genutzt werden)

Und was ist daran jetzt so interessant für den Muskelaufbau?

Betrachten wir zunächst das Training. Im Training benötigen wir Energie für die Muskelkontraktionen. Diese Energie wird aufgrund der hohen Intensität fast ausschließlich auf anaerobem Wege erzeugt – also durch Verbrennung von Kohlenhydraten ohne Sauerstoff aber dafür mit Bildung von Milchsäure.

Das Bilden der Milchsäure gleicht einer Sauerstoffschuld: Der Körper kann so die notwendige Energie ohne Sauerstoff erzeugen, benötigt aber hinterher Sauerstoff, um die Milchsäure wieder abzubauen.

Je besser die Ausdauerleistungsfähigkeit ist, desto schneller ist die Milchsäure abgebaut und desto schneller kann z.B. der nächste Trainingssatz absolviert werden. Weiterhin ist die Ermüdung im Training bei guter Ausdauer deutlich geringer als bei schlechter Ausdauer. Es kann im Training aufgrund geringerer Ermüdung also ein größerer Trainingsreiz gesetzt werden.

Aber auch auf die Regeneration wirkt sich eine gute Ausdauer aus. Nach dem Training werden Stoffwechselprodukte schneller abtransportiert und Nährstoffe können deutlich schneller und in deutlich größeren Mengen zur Muskulatur transportiert werden. Daraus resultiert ein schnelleres Auffüllen der Glykogenspeicher und eine bessere Versorgung der Muskulatur mit Protein zum Muskelaufbau.

In Kurzform läßt sich also sagen: Je besser die Ausdauer ist, desto besser sind die Voraussetzungen für Muskelaufbau.

Da sich die Ausdauer am stärksten durch ein gezieltes Ausdauertraining verbessern läßt, ist hiermit auch die erste Frage beantwortet: Ein Ausdauertraining verbessert die Ausdauerleistungsfähigkeit und liefert damit günstige Voraussetzungen für den Muskelaufbau.

Lassen Sie uns also Ihre Ausdauer testen:

Ausdauertest

1. Suchen Sie sich eine ebene Strecke von 1,6 km Länge oder nutzen Sie das Laufband im Studio. Wenn sie das Laufband verwenden, stellen Sie eine Steigung von 0,5% ein.
2. Gehen / Walken Sie die Strecke in gleichmäßig schnellem Tempo und versuchen Sie Ihren Puls auf (220-Alter) * 70% bis 80% zu bringen
3. Messen Sie nach 1.600 m die Zeit und Ihren Puls. Notieren Sie sich beide Zahlen.
4. Reduzieren Sie die Geschwindigkeit, um locker „auszugehen“

Für die Auswertung müssen Sie wieder ein wenig rechnen – aber diesmal ist es einfacher als beim Muskelfasertest:

$$\boldsymbol{rel.VO_2\,\mathbf{max} = 132{,}9 - 0{,}18 \cdot Gewicht - 0{,}39 \cdot Alter + 6{,}32 \cdot Geschlecht - 3{,}26 \cdot Zeit - 0{,}16 \cdot Puls}$$

- Gewicht in kg
- Alter in Jahren
- Bei Geschlecht: für männlich = 1; für weiblich = 0
- Zeit in Minuten
- Puls in Schlägen pro Minute

Zur Verdeutlichung ein Beispiel: Sie sind männlich, 30 Jahre alt, wiegen 70kg, haben 15 Minuten und 23 Sekunden (= 15,38min) für die 1,6km benötigt und hatten am Ende einen Puls von 160. Dann ergibt sich:

$rel.VO_2 \text{ max} =$

$= 132{,}9 - 0{,}18 \cdot 70 - 0{,}39 \cdot 30 + 6{,}32 \cdot 1 - 3{,}26 \cdot 15{,}38 - 0{,}16 \cdot 150$

$= 132{,}9 - 12{,}6 - 11{,}7 + 6{,}32 - 50{,}1 - 24{,}0$

$= 40{,}8$

Ihr Körper kann also 40,8ml Sauerstoff pro kg Körpergewicht pro Minute verwerten. Den nachfolgenden Tabellen können Sie entnehmen, wie gut oder schlecht Ihr Wert ist:

Männer					
Alter	**Sehr schwach**	**Schwach**	**Mittelmäßig**	**Gut**	**Sehr gut**
20-29	Unter 39	39-43	44-51	52-56	Über 56
30-39	Unter 35	35-39	40-47	48-51	Über 51
40-49	Unter 31	31-35	36-43	44-47	Über 47
50-59	Unter 26	26-31	32-39	40-43	Über 43
60-69	Unter 22	22-26	27-35	36-39	Über 39

Frauen					
Alter	**Sehr schwach**	**Schwach**	**Mittelmäßig**	**Gut**	**Sehr gut**
20-29	Unter 29	29-34	35-43	44-48	Über 48
30-39	Unter 28	28-33	34-41	42-47	Über 47
40-49	Unter 26	26-31	32-40	41-45	Über 45
50-59	Unter 22	22-28	29-36	37-41	Über 41
60-69	Unter 20	20-26	27-33	34-38	Über 38

In unserem Beispiel würden Sie also in die Kategorie „mittelmäßig" fallen. Für optimalen Muskelaufbau sollten Sie eine Ausdauerleistungsfähigkeit im guten bzw. sehr guten Bereich anstreben.

Idee

Führen Sie den Ausdauertest durch und notieren Sie sich Ihre VO_2 max sowie die Bewertung.

2.5. Der Körperfettanteil – Einfluß auf Ihre Fortschritte

Ihr Körperfett beeinflußt in der Tat Ihre Fortschritte beim Muskelaufbau – und zwar negativ. Je mehr Körperfett Sie mit sich herumschleppen, desto weniger anabole (aufbauende) Hormone schüttet der Körper als Reaktion auf das Krafttraining aus. Insbesondere Testosteron, hGH (human growth hormon = menschliches Wachstumshormon) und IGF 1 (insuline like growth factor = insulinähnlicher Wachstumsfaktor) sind davon betroffen.

Aus diesem Grund empfiehlt es sich, den Körperfettanteil grundsätzlich unter Kontrolle zu halten – auch in den Aufbauphasen. Viele Sportler stopfen sich während der Aufbauphasen regelrecht voll, in der Hoffnung, die massive überschüssige Energiezufuhr würde ihnen den erhofften (Muskel-) Massezuwachs bringen.

Doch nach einem Jahr „Muskelaufbau-Diät" stellen sie dann fest, daß sie überwiegend Fett aufgebaut haben und nur wenig Muskelsubstanz. Häufig besteht die gesamte Gewichtszunahme nur aus Körperfett.

Je mehr Körperfett sie aber haben, desto unempfindlicher wird der Körper für Insulin. Die Hauptfunktion des Insulins ist die Speicherung von Nährstoffen im Körpergewebe – also sowohl die erwünschte Speicherung von Kohlenhydraten in den Energiespeichern als auch die erwünschte Speicherung von Protein in der Muskelzelle (=Muskelaufbau).

Neben diesen gewünschten Speichereffekten sorgt Insulin aber auch für eine Speicherung des zugeführten Fetts in den Fettzellen und sorgt gleichzeitig für eine deutlich erschwerte Freisetzung von Fettsäuren aus den Fettzellen zur Energiegewinnung.

Da der Körper bei steigendem Körperfettanteil immer unempfindlicher gegenüber Insulin wird, muß der Körper immer mehr Insulin produzieren und ausschütten. Das bedeutet, je fetter man wird, desto eher wird man noch fetter und desto schwieriger wird es, Fett abzubauen – und das Risiko für Diabetes mellitus Typ 2 steigt.

Erschwerend kommt hinzu, daß Insulin ein Gegenspieler des Wachstumshormons hGH und IGF 1 ist. Das heißt: je höher der Insulinspiegel im Blut ist, desto geringer sind die hGH- und IGF 1-Spiegel und desto weniger hGH und IGF 1 werden ausgeschüttet. In der Konsequenz bedeutet das ein deutlich geringeres anaboles (aufbauendes) hormonelles Umfeld, was in geringerem Muskelaufbau resultiert.

In Kurzform heißt das: Je fetter Sie sind, desto leichter werden Sie noch fetter und desto schwerer fällt Ihnen eine Körperfettreduktion. Gleichzeitig legen Sie umso schlechter an Muskelsubstanz zu, je fetter Sie sind.

Grund genug also, den Körperfettanteil (KFA) zu kontrollieren. Dafür bieten sich für den Hausgebrauch zwei Methoden an: Die Bio-Impedanz-Methode und die Caliper-Methode.

Die Bio-Impedanz-Methode kommt bei den sogenannten Körperfett-Analyse-Waagen zum Einsatz. Diese „Fettwaagen" sehen aus wie normale Personenwaagen. Der einzige Unterschied sind die in der Trittfläche eingelassenen Elektroden.

Über diese Elektroden wird ein schwacher elektrischer Strom durch den Körper geleitet und die elektrische Leitfähigkeit der Körpersubstanz ermittelt. Aus dieser wird danach der Wasseranteil im Körpergewebe bestimmt und über diesen dann der Körperfettanteil.

Ein vielfach genannter Nachteil der „Fettwaagen" ist, daß sie nur den Fettanteil in den Beinen messen. Das ist in der Tat nicht von der Hand zu weisen, da elektrischer Strom grundsätzlich den Weg des geringsten Widerstandes wählt. Wenn man also mit jeweils einem Fuß auf einer

Elektrode steht: Wieso sollte der Strom dann den Weg durch den kompletten Oberkörper nehmen, wenn er doch einfach durch das eine Bein bis zur Hüfte hochfließen, dann quer durch den Unterbauch zum anderen Bein und dieses dann hinunterfließen kann?

Der Grund, weshalb die Waagen dennoch brauchbar sind, ist, daß die meisten Menschen eine relativ gleichmäßige Körperfettverteilung haben. Wenn Sie es jedoch genau wissen wollen, können Sie sich auch ein wenig in Akrobatik üben:

Wer sagt denn, daß Sie sich nur mit den Füßen auf die Elektroden stellen dürfen? Um einen genauen Wert für den Körperfettanteil zu erhalten, müßten Sie den Strom einmal diagonal durch Ihren Körper leiten. Und das können Sie bewerkstelligen, indem Sie sich mit einem Fuß auf die eine Elektrode stellen und die andere Elektrode mit der Hand der anderen Körperseite berühren. Wichtig ist dabei nur, daß Sie sich mit Ihrem gesamten Körpergewicht auf der Waage befinden. Ansonsten erhalten Sie unbrauchbare Werte.

Der Vorteil der Bio-Impedanz-Methode ist, daß sie sehr einfach anzuwenden ist und relativ genaue und konsistente Ergebnisse liefert. Wenn Sie mehrere Messungen hintereinander ausführen, werden Sie bei guten Waagen immer den gleichen Wert erhalten.

Der Nachteil ist, daß im Wesentlichen nur der Fettgehalt der Beine gemessen wird – außer Sie versuchen es mit der beschriebenen Verrenkung. Ein weiterer Nachteil ist, daß die „Fettwaagen“ im Vergleich zu einem Caliper deutlich teurer sind (70€ aufwärts).

Für die Calipermethode benötigen Sie einen Caliper. Das ist ein Meßgerät, das ein wenig an eine Kneifzange erinnert. Mit diesem Caliper wird an verschiedenen Körperstellen die Hautfaltendicke und damit die Dicke der Fettschicht gemessen und über eine Formel der Körperfettanteil bestimmt. An welchen Stellen Sie messen müssen, ist i.d.R. in einem mitgelieferten Handbuch erklärt. Auch das Internet bietet Hilfe an: Geben Sie bei einer Suchmaschine einmal „Caliper“ und „3-Punkt Messung“ oder „4-Punkt Messung“ ein. Oder suchen Sie direkt nach der Methode von Jackson / Pollock.

Der Vorteil der Calipermethode ist der Preis. Einen brauchbaren Caliper erhalten Sie schon für 20€. Besser ist ein medizinischer Caliper (ab 200-300€), wobei hier das Preisargument nicht mehr zieht. Außerdem wird mit dem Caliper genau das erfaßt, was uns interessiert: Die Fettschicht über der Muskulatur.

Der Nachteil der Calipermethode ist allerdings, daß man bei vielen Meßpunkten eine Hilfsperson benötigt, die die Messung durchführt. Zudem bedarf es einiger Übung, um konsistente Messungen durchführen zu können. Gerade bei Anfängern liefern mehrere nacheinander ausgeführte Messungen unterschiedliche Ergebnisse.

Um Ihren Wert einordnen zu können, schauen Sie bitte in die folgenden Tabellen:

Männer					
Alter	**Sehr gut**	**Gut**	**Mittelmäßig**	**schlecht**	**Sehr schlecht**
20-29	< 12%	12-16%	16-20%	20-24%	> 24%
30-39	< 15%	15-19%	19-22%	22-26%	> 26%
40-49	< 18%	18-21%	21-24%	24-27%	> 27%
50-59	< 20%	20-23%	23-26%	26-29%	> 29%
Über 60	< 21%	21-24%	24-27%	27-30%	> 30%

Frauen					
Alter	**Sehr gut**	**Gut**	**Mittelmäßig**	**schlecht**	**Sehr schlecht**
20-29	< 19%	19-22%	22-25%	25-29%	> 29%
30-39	< 21%	21-24%	24-27%	27-31%	> 31%
40-49	< 23%	23-26%	26-30%	30-33%	> 33%
50-59	< 25%	25-29%	29-33%	33-36%	> 36%
Über 60	< 27%	27-31%	31-35%	35-38%	> 38%

Wenn Sie im guten oder sogar sehr guten Bereich liegen, können und sollten Sie sich sofort auf Muskelaufbau konzentrieren. Wenn Sie hingegen im mittelmäßigen Bereich oder schlechter liegen, sollten Sie Ihr Krafttraining zwar auch auf Muskelaufbau ausrichten, jedoch Ihr Ausdauertraining und Ihre Ernährung zunächst auf Fettabbau fokussieren, bis Ihr Körperfettanteil im mindestens guten Bereich liegt.

Idee

Bestimmen Sie Ihren Körperfettanteil und die Bewertung und notieren Sie beide.

3. Krafttraining

Um Muskeln aufzubauen, müssen Sie Krafttraining betreiben. Eigentlich ist das nicht ganz richtig, denn Krafttraining heißt ja eigentlich, daß Sie ein Training zur Steigerung Ihrer Kraft betreiben. Deshalb haben sich mittlerweile auch andere Begriffe gebildet wie z.B. Gewichtstraining („weight training") oder Widerstandstraining („resistance training").

Die geläufigste Bezeichnung für ein Training mit Gewichten zum Muskelaufbau ist aber nach wie vor „Krafttraining". Insofern werde auch ich diesen Begriff im weiteren Verlauf dieses Buches verwenden mit der Bedeutung „Muskelaufbautraining mit Gewichten".

3.1. Adaptionsmodell

Lassen Sie uns einen Blick darauf werfen, wie und warum Training funktioniert: Bevor überhaupt ein Muskelaufbau stattfinden kann, muß der Muskel belastet werden. Diese Belastung des Muskels nennen wir Trainingsreiz.

Der Trainingsreiz ergibt sich im Wesentlichen aus

- **der gewählten Übung**
- **dem Volumen**
- **der Intensität**
- **der Pausenlänge**
- **der Trainingshäufigkeit**
- **Progression**

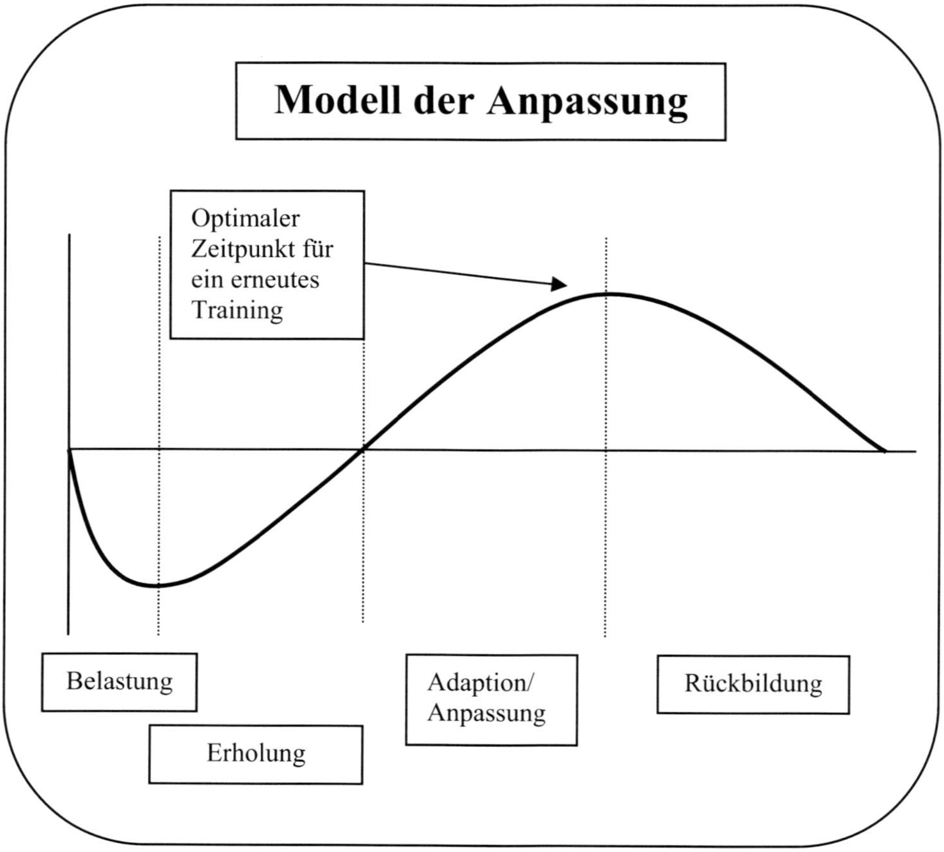

Dieser Trainingsreiz setzt zunächst die Leistungsfähigkeit des Muskels und des Körpers herab, und der Körper setzt Prozesse in Gang, die dafür sorgen, daß er sein ursprüngliches Leistungsniveau wieder erreicht. Diesen Prozeß nennen wir Erholung.

Wenn die Erholung abgeschlossen ist, passiert das eigentliche Wunder: der Körper paßt sich der Belastung an. Und zwar paßt er sich der jeweiligen Belastung ganz speziell an. Das dahinterstehende Prinzip wurde daher auch ***SAID-principle*** (specific adaptation to imposed demands = spezifische Anpassung an die gestellten Anforderungen) genannt.

Ist der Hochpunkt der Anpassung erreicht, hält der Körper ihn für einige Zeit aufrecht. Erfolgt innerhalb dieser Zeitspanne kein neuer Trainingsreiz, bildet sich der Muskel auf das ursprüngliche Niveau zurück. Idealerweise müssen Sie also einen erneuten Trainingsreiz auf dem Hochpunkt der Anpassung setzen.

Sehen wir uns an, was passiert, wenn Sie dem Muskel nicht genügend Zeit zur Erholung und Anpassung geben – also zu häufig trainieren:

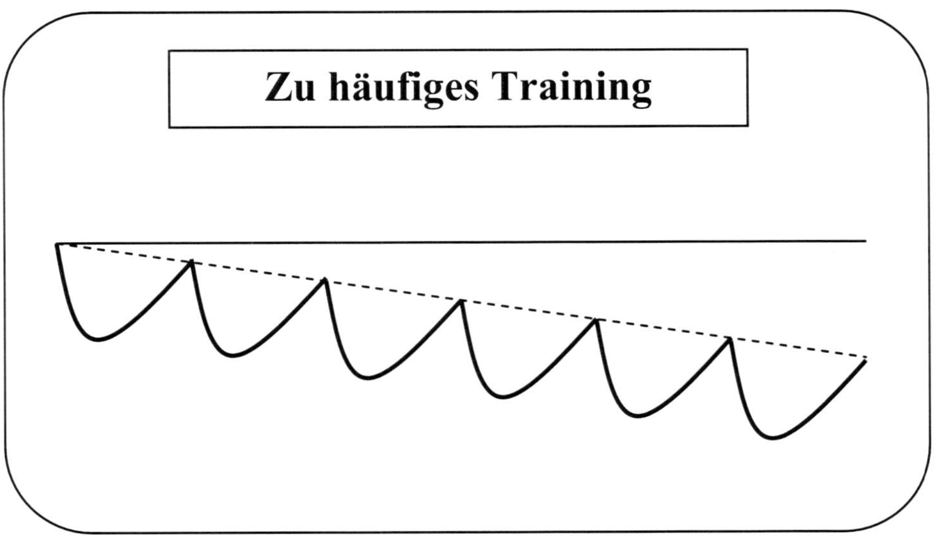

Wie Sie sehen, setzen Sie den erneuten Trainingsreiz dann, wenn sich der Muskel noch nicht erholt hat – also noch nicht einmal sein altes

Leistungsniveau wieder hergestellt hat. Langfristig ist die Folge, daß der Muskel immer kleiner wird und Sie immer schwächer. Dieser Zustand nennt sich dann ***Übertraining***.

Aber auch zu seltenes Training ist nicht zielführend:

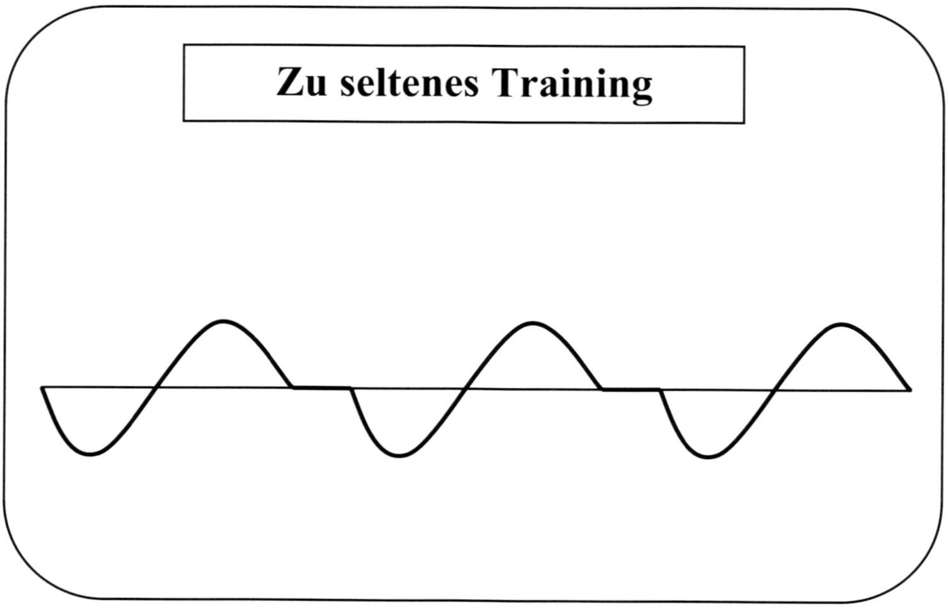

Wenn Sie den neuen Trainingsreiz zu spät setzen, hat sich der Muskel schon wieder zurückgebildet. Langfristig werden Sie trotz Trainings keine Fortschritte machen.

Doch keine Sorge: Die meisten Menschen in den Sportstudios setzen viel zu große Trainingsreize und geben ihrem Körper zu wenig Zeit, um sich von diesem Reiz zu erholen. Und wie Sie den Grafiken entnehmen können, ist das schlimmste, was Ihnen bei zu seltenem Training passieren kann, daß Sie keine Fortschritte machen. Bei zu häufigem Training allerdings, werden Sie schwächer, weniger leistungsfähig, anfällig für Erkältungskrankheiten und Verletzungen. Im Zweifelsfall sollten Sie also lieber zu selten als zu häufig trainieren.

Am besten jedoch ist es, wenn Sie den neuen Trainingsreiz auf dem Hochpunkt der Anpassung setzen. Zu diesem Zeitpunkt ist der Körper erholt und leistungsfähiger als vorher:

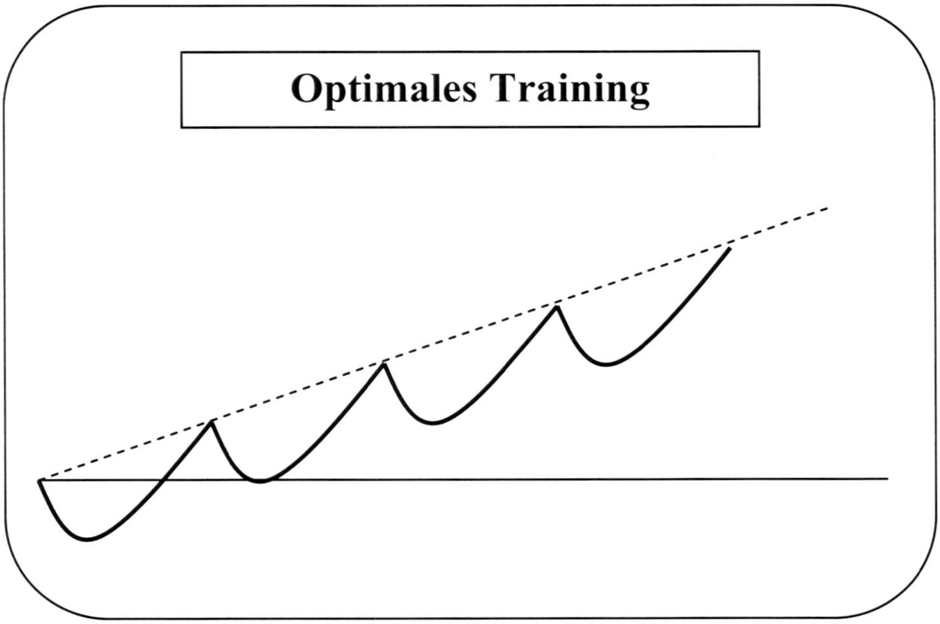

Langfristig werden Sie also durch zeitlich optimal gesetzte Trainingsreize leistungsfähiger und der Muskel größer und stärker.

Dabei sollten Sie noch eine weitere Komponente betrachten: Da sich der Muskel dem Trainingsreiz anpaßt, also größer und stärker wird, muß auch der Trainingsreiz mit der Zeit größer werden. Denn wenn der Trainingsreiz gleich groß bleibt aber auf einen immer stärkeren Muskel trifft, wird der Trainingsreiz immer weniger Anpassung auslösen und ab einem gewissen Zeitpunkt gar keine Belastung mehr für den Muskel darstellen und auch keine Anpassungsreaktion mehr auslösen:

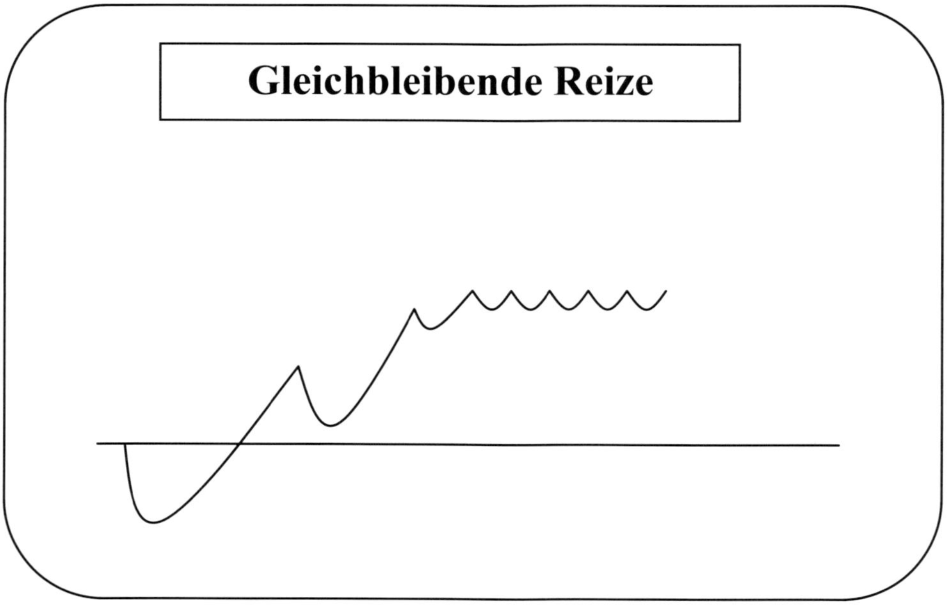

Wie Sie den Trainingsreiz steigern können, darauf wollen wir in den nächsten Kapiteln eingehen.

3.2. Übungen

Es gibt eine Vielzahl von Übungen für die verschiedenen Muskeln, und viele glauben daher auch, daß man mit einer Vielzahl an Übungen trainieren muß, um die Muskeln umfassend zu stimulieren. Das Resultat sind dann häufig „Trainingspläne“ mit 3-4 Übungen pro Muskel und ebenso vielen Sätzen pro Übung.

Aus meiner Erfahrung heraus ist das deutlich zu viel des Guten. Es geht uns in diesem Workshop schließlich um maximalen naturalen Muskelaufbau – und da heißt die oberste Prämisse: „Setze einen Reiz bei den Muskeln“ und nicht „Vernichte alle Strukturen, die Du vernichten kannst“.

Meiner Meinung nach sollten wir danach suchen, mit wie wenig Reiz wir Wachstum stimulieren können – und nicht nach irgendwelchen Techniken, wie wir uns noch mehr verausgaben können. Wenn wir diesem Gedanken folgen, ist also die erste Frage: Wie wenige Übungen benötigen wir, um möglichst alle Muskeln zu stimulieren?

Das hängt natürlich davon ab, wie viele Muskeln bei einer Übung beansprucht werden. Und das führt uns zur Debatte, ob wir nun lieber Grundübungen oder Isolationsübungen ausführen sollten.

Keine Frage: Beide Übungsarten stimulieren die Muskeln und rufen somit Muskelwachstum hervor. Da Grundübungen aber als Übungen definiert werden, bei denen in zwei oder mehr Gelenken eine Bewegung stattfindet, kommen bei Grundübungen mehr Muskeln zum Einsatz als bei Isolationsübungen, bei denen in nur einem Gelenk eine Bewegung stattfindet.

Wenn wir uns auf Grundübungen konzentrieren, kommen wir also mit deutlich weniger Übungen aus, als wenn wir uns auf Isolationsübungen stützen.

Grundübungen haben den weiteren Vorteil, daß der Bewegungsablauf und die Krafteinwirkung den Bewegungen und Krafteinwirkungen im Alltag entsprechen, was bei den meisten Isolationsübungen nicht der Fall ist. Das kann – muß aber nicht – bei Isolationsübungen auf lange Sicht zu Problemen führen.

Andererseits kann bei Grundübungen deutlich mehr Gewicht verwendet werden als bei Isolationsübungen, was letztlich zu einer stärkeren Belastung auch des passiven Bewegungsapparates führt. Aus diesem Grund sollten Grundübungen IMMER technisch einwandfrei ausgeführt werden.

Ein Trainingsplan, der sich auf Grundübungen stützt, könnte also folgende Übungen enthalten:

Brust/Schultern/Trizeps	beliebige Bankdrückvariante **ODER** Dips
Rücken/Schultern/Bizeps	beliebige Latzug-/Klimmzugvariante **ODER** beliebige Ruder-Variante
Bauch	beliebige Crunch-Variante
Beine	Kniebeugen **ODER** Beinpressen **ODER** Kreuzheben
Waden	beliebige Wadenheben-Variante

Ein vollständiges Programm können wir also durchaus auf fünf Übungen aufbauen. Als sechste Übung würde ich aber noch eine Außenrotationsübung für den Oberarm mit einbauen, da sowohl der Latissimus (breite Rückenmuskel) als auch der Pectoralis (Brustmuskel) für eine Innenrotation des Arms sorgen. Wenn wir dem nicht entgegenwirken, kann das auf längere Sicht zu Schulter- und Sehnen-Problemen führen.

Wählen Sie bevorzugt Grundübungen für Ihr Trainingsprogramm.

3.3. Volumen

Beim Volumen scheiden sich die Geister – die einen setzen auf einen hochvolumigen Ansatz, die anderen auf einen geringvolumigen. Hochvolumig heißt dabei ca. 20-25 Sätze pro Muskel, was in etwa 150-250 Gesamt-Wiederholungen pro Muskel pro Trainingseinheit entspricht.

Geringvolumiges Training auf dem anderen Ende der Skala heißt im extremsten Fall einen Satz pro Muskel pro Trainingseinheit – also ca. 10-15 Gesamtwiederholungen. Interessanterweise können Athleten mit beiden Ansätzen Fortschritte erzielen, so daß der Verdacht nahe liegt, daß sogar ein so geringes Volumen von 10-20 Gesamt-Wiederholungen pro Muskel pro Training ausreichend ist, um Muskelwachstum zu erzeugen. Und das laut einigen Studien sogar bei Fortgeschrittenen.

Insgesamt komme ich nach Sichtung diverser Studien und Fachbücher zu dem Ergebnis, daß mit 20 Gesamt-Wiederholungen pro Muskel pro Trainingseinheit ein signifikantes Muskelwachstum ausgelöst wird bzw. ausgelöst werden kann. Ein höheres Volumen mag tendenziell vielleicht noch mehr Wachstum auslösen, doch ist dieses nicht mehr signifikant. Und bei wesentlich mehr Wiederholungen sollte man bedenken, daß nicht nur die Muskeln belastet werden sondern auch andere Strukturen wie Sehnen, Bänder, Knorpel und nicht zuletzt auch das zentrale Nervensystem (ZNS). Und alle diese Strukturen benötigen Zeit zur Regeneration.

Vor diesem Hintergrund wird klar, warum das Maximieren eines einzelnen Belastungsfaktors nicht zwangsläufig zu einer Maximierung des Muskelwachstums führt. Vielmehr geht es darum, ein Optimum in diesem Gefüge zu finden.

Die meisten Systeme, die bei Natural-Bodybuildern zu Erfolgen führen, arbeiten mit 15-50 Gesamt-Wiederholungen pro Muskel pro Trainingseinheit. Innerhalb dieses Rahmens sollte sich daher das eigene Experimentieren abspielen. Ich selber konnte bisher die besten Ergebnisse mit 20-30 WH pro Muskel erzielen.

- **Beginnen sie Ihren Zyklus mit 20 Gesamt-WH pro Übung.**
- **Steigern Sie sich pro Trainingseinheit um 1WH bis Sie auf 30 Gesamt-WH kommen.**
- **Machen sie dann eine Woche Trainingspause.**

3.4. Intensität

Um etwaige Mißverständnisse gleich auszuräumen, definiere ich Intensität im sportwissenschaftlichen Sinne als das verwendete Gewicht bei einer Übung. Das hat nichts mit der subjektiv empfundenen „Intensität“ bei der Durchführung der Übung zu tun. Ich verwende den Begriff Intensität also nicht in dem Sinne, wie er häufig im Bodybuilding – und dort insbesondere im HIT und Heavy Duty – angewendet wird.

Als wirksame Intensitäten haben sich Gewichte ab 30-40% des 1RM herausgestellt. Ab ca. 70% des 1RM ist kein weiterer Vorteil mehr auf den Kraftzuwachs zu verzeichnen. Insofern sollten die verwendeten Gewichte ca. 40-70% des 1RM betragen. Dies entspricht – je nach Muskelfaseranteilen im Muskel – dem 10-30RM.

Sicherlich kann man auch schwerere Gewichte verwenden, doch bringen diese in Bezug auf Muskelaufbau keine nennenswerten weiteren Vorteile, bergen auf der anderen Seite aber deutliche Risiken.

Zum einen wird der Gesamtorganismus und damit auch der passive Bewegungsapparat deutlich stärker belastet, was in einem erhöhten Verletzungsrisiko resultiert. Zudem kann gerade beim Trainieren am Muskelversagen die Übungsausführung sehr unkorrekt und unsicher werden, und es wird sich die Übung leichter gemacht, indem man Ausweichbewegungen ausführt. Auf Dauer kann dies zu Spätschäden führen, die sicherlich umso gravierender ausfallen, je höher das verwendete Gewicht ist.

Auch ein „plötzliches" Muskelversagen birgt umso mehr Verletzungspotential, je höher das bewegte Gewicht ist. Beim Bankdrücken ist es sicherlich möglich, sich von einer 70kg-Langhantel zu befreien, die einem zu schwer wurde und nun auf der Brust liegt. Bei einer 90-100kg-Langhantel sieht dieses Spiel schon ganz anders aus …

- **Trainieren Sie mit 40-70% Ihres Maximums für eine WH bzw.**
- **Trainieren Sie mit Ihrem 10-25RM.**

3.5. Pausen

Mit Pausen meine ich die Pausen zwischen einzelnen Sätzen, Clustern oder Wiederholungen. Wie im Abschnitt über das Volumen schon deutlich wurde, halte ich insgesamt wenig von der Aufteilung in Sätze und Wiederholungen pro Satz.

Für einen Muskelaufbaureiz scheint in allererster Linie die mechanische Belastung eine Rolle zu spielen, die zu Mikrotraumata führt. Diese wiederum aktivieren die Satellitenzellen. Ebenfalls werden verschiedene anabole Hormone vermehrt ausgeschüttet und/oder die Rezeptoren für diese Hormone erhöht, was alles zusammen Muskelwachstum erzeugt.

Als Meßgröße für die mechanische Belastung dient einerseits das verwendete Gewicht (also in unserer Terminologie: die Intensität) und die gesamte Spannungsdauer des Muskels (neudeutsch: TUT = time under tension) oder etwas altmodischer: die gesamte Anzahl ausgeführter Wiederholungen.

Über das Gewicht steuern wir, wie viele Muskelfasern zum Einsatz kommen. Dies ergibt sich aus dem Alles-oder-Nichts-Prinzip, das besagt, daß eine Muskelfaser entweder mit voller Kraft kontrahiert oder eben gar nicht. Für eine größere Kraftentfaltung müssen somit mehr Fasern aktiviert werden als für eine geringere Kraftentfaltung.

Über die Anzahl der Wiederholungen bzw. die Gesamt-TUT regeln wir, wie oft eine Muskelfaser zum Einsatz kommt – Ermüdung und damit zusammenhängender Ausfall von motorischen Einheiten einmal ausgeblendet.

Für die einzelne Muskelfaser ist dabei die Gesamt-TUT bzw. die Gesamt-Wiederholungen ausschlaggebend, wie oft sie zum Einsatz kommt – und damit, wie stark sie belastet wird, und somit, wie stark ein Reiz gesetzt wird.

Daher ist es interessant, sich einmal vor Augen zu führen, was passiert, wenn man viele Wiederholungen ohne Pause in Folge ausführt:

Die in den Muskelzellen gespeicherten energiereichen Phosphate reichen für 6-10 Sekunden Aktivität. Gleichzeitig klemmt sich der Muskel bei Verwendung von Gewichten über 50% des 1RM vollständig die Blutzufuhr ab. Das heißt konkret, daß der Muskel nach Verbrauch der Phosphate anderweitig Energie erzeugen muß.

Dafür stehen ihm grob zwei Wege offen:

- Der aerobe Weg
- Der anaerobe Weg

Da der aerobe Weg nur mit Sauerstoff (aero = Luft) funktioniert, ist also die Versorgung mit Sauerstoff nötig. Das Transportmittel für Sauerstoff ist das Blut. Da die Blutzufuhr aber abgeklemmt ist, findet auch keine Versorgung mit Sauerstoff statt.

Da die ST-Fasern überwiegend aerob arbeiten, ist es also nur eine Frage der Zeit (genauer: 6-10 Sekunden, s.o.), bis sie ausfallen – einfach aufgrund Energiemangels. Für die ausgefallenen Fasern werden weitere frische Fasern rekrutiert. Das sind FT-Fasern, da die ST-Fasern grundsätzlich als erste rekrutiert werden und nun schon ausgefallen sind.

Durch ein Training mit Wiederholungen ohne Pause in Folge sorgen wir also dafür, daß die ST-Fasern relativ schnell ausfallen und dafür umso mehr FT-Fasern eingesetzt und somit belastet werden.

Wenn wir weiterhin bedenken, daß die ST-Fasern deutlich widerstandsfähiger gegen Belastung sind als die FT-Fasern, wird klar, wieso ein „klassisches" Training mit 3 Sätzen á 10WH am ehesten die FT-Fasern zum Wachsen anregt. Häufig wird dies dann so gedeutet, als hätten die FT-Fasern ein deutlich stärkeres Wachstumspotential. Meine

Gegenfrage: Wie sollen denn die widerstandsfähigeren ST-Fasern genauso stark wachsen, wenn sie durch die Art und Gestaltung des Trainings einen geringeren Reiz als die weniger widerstandsfähigen FT-Fasern erhalten?

Um auch die ST-Fasern einem ausreichenden Reiz auszusetzen, müssen wir sie also stärker in die Aktivität einbeziehen. Und das gelingt meiner Meinung nach dann, wenn wir jeweils nur wenige Wiederholungen in Folge ausführen mit einer Belastungszeit von 6-10 Sekunden. Die Wiederauffüllung der Phosphatspeicher dauert dabei nur ca. 10-30 Sekunden, so daß nach einer solchen Pause wieder für 6-10 Sekunden trainiert werden kann.

Die Anzahl der Wiederholungen, die man am Stück ausführen sollte, ist also abhängig von der gewählten Bewegungsgeschwindigkeit (Kadenz): Wer für eine Wiederholung 2 Sekunden benötigt, kann durchaus Cluster von 3-5 Wiederholungen machen. Wer hingegen eher langsam trainiert mit einer Kadenz von z.B. 4-2-4 (4 sek. konzentrisch, 2 sek. isometrisch halten am Punkt der vollen Kontraktion, 4 sek. exzentrisch), der sollte Einzelwiederholungen ausführen.

Pausieren Sie nach jeweils 1-4 WH für 10-30 Sekunden.

3.6. Trainingshäufigkeit

Studien haben gezeigt, daß sogar ein nur einmaliges Training eines Muskels pro Woche ein signifikantes Muskelwachstum hervorruft. Mit einem zweimaligen Training pro Woche wurde ein beinahe doppelt so großes Muskelwachstum erzeugt – und das unabhängig davon, wie viele Jahre die Versuchspersonen schon trainierten. Ein dreimaliges Training pro Woche zeigte ein tendenziell noch stärkeres Muskelwachstum, jedoch war dieses Ergebnis nicht mehr signifikant. Das heißt, daß diese besseren Resultate nicht auf die höhere Trainingsfrequenz zurückgeführt werden können, sondern eher dem Zufall zugeschrieben werden müssen.

Auffällig ist aber die Streubreite der Ergebnisse. Diese ist bei Anfängern bis zu zwei Jahren Trainingserfahrung bei zweimaligem Training pro Woche deutlich kleiner als bei einem dreimaligen Training pro Woche.

Genau andersherum verhält es sich bei Fortgeschrittenen mit mehr als zwei Jahren Trainingserfahrung: Hier ist die Streubreite der Ergebnisse bei dreimaligem Training pro Woche kleiner als bei zweimaligem.

In der Konsequenz bedeutet dies, daß wir mit zweimaligem Training pro Woche auf jeden Fall auf der sicheren Seite sind. Fortgeschrittene, sofern sie mindestens schon zwei Jahre trainieren, können durchaus einmal mit drei Trainingseinheiten pro Woche experimentieren.

Aber auch ein nur einmaliges Training pro Woche bringt signifikante Fortschritte. Wer also nur einmal pro Woche zum Krafttraining kommt, trainiert nicht „für umsonst“, sondern erzielt Ergebnisse.

Aus anderen Quellen und Erfahrungsberichten ist zu entnehmen, daß ein Training, das nur alle zwei Wochen einmal ausgeführt wird, in der Lage ist, den Status quo zu erhalten. Insofern braucht sich niemand mit Gedanken zu quälen, wo er oder sie denn im Urlaub trainieren soll.

Genießen sie einfach die Pause, um neue Energie und Motivation zu tanken.

- **Trainieren Sie 2-mal pro Woche.**

- Wenn Sie schon länger als 2 Jahre trainieren, können Sie versuchshalber 3 Trainingseinheiten pro Woche probieren

3.7. Progression

Progression heißt Steigerung. Was können und sollten wir steigern? Sinnvollerweise die genannten Trainingsparameter

- Volumen
- Intensität
- Pausen
- Trainingshäufigkeit

Da sich bezüglich der Trainingshäufigkeit ein zwei- bis dreimaliges Training pro Woche als am ehesten zielführend für Muskelaufbau herausgestellt hat, ist es wenig sinnvoll, an dieser Schraube zu drehen.

Gleiches gilt für die Pausenlänge: Wenn wir diese verkürzen und somit die Reizdichte steigern, sorgen wir lediglich für eine unvollständige Wiederauffüllung der Phosphatspeicher. Das aber bedeutet, daß wir statt der eigentlich möglichen 6-10 Sekunden weniger Zeit zur Verfügung haben, bevor die Phosphate aufgebraucht sind und die anaerobe Energiegewinnung einsetzen muß. Wenn wir aber mit derselben Clustergröße weiterarbeiten, sorgen wir wieder für eine mangelhafte Stimulierung der ST-Fasern, was wir durch das Clustern bzw. die Einzel-Wiederholungen vermeiden wollten.

Es bleiben als sinnvoll zu steigernde Parameter nur das Volumen und die Intensität übrig. Und da für die einzelne Muskelfaser das Volumen ausschlaggebend ist, scheint mir das sinnvollste Vorgehen zu sein, kurzfristig die Steigerungen über das Volumen vorzunehmen und mittelfristig die Intensität zu erhöhen.

Mit kurzfristig meine ich dabei von Trainingseinheit zu Trainingseinheit. Wer z.B. mit 20 Gesamt-Wiederholungen pro Muskel den Zyklus beginnt, der kann und sollte sich pro Trainingseinheit um eine Wiederholung pro Übung steigern, bis er nach 6-8 Wochen bei 30 Gesamt-Wiederholungen angelangt ist.

Da die belasteten Muskelfasern während dieser Zeit stärker werden, kommen zum Ende des Zyklusses hin weniger Fasern zum Einsatz als zu Beginn – was dazu führen kann, daß das Muskelwachstum stagniert. Manche nennen dies auch den RBE (repeated bout effect).

Aus diesem Grund müssen wir das Gewicht nach einiger Zeit erhöhen, um wieder mehr Fasern in die Belastung und Reizung mit einzubeziehen. Eine Gewichtssteigerung sollte alle 6-12 Wochen erfolgen.

Eine Erhöhung um pauschal 5% alle 6-12 Wochen hat sich bisher in der Praxis bewährt. Oder – wenn Sie es genauer haben möchten – können Sie auch Ihr neues Trainingsgewicht austesten. Angenommen, das 15RM hat sich für Sie als optimal erwiesen, dann testen Sie am Ende eines Zyklusses einfach Ihr neues 15RM aus (gleiches Vorgehen wie beim

Krafttest für das Kraftdelta – nur daß Sie den Test jetzt für die Übungen Ihres Trainingsplans ausführen).

Oder Sie entschließen sich für eine Kombination aus beidem, indem Sie für ein halbes Jahr über die 5%-„Regel“ steigern, dann Ihr neues 15RM austesten und wieder über ein halbes Jahr über die 5%-„Regel“ steigern.

- **Steigern Sie das Volumen pro Trainingseinheit um 1 WH.**
- **Nach 6-12 Trainingswochen machen Sie 1-2 Wochen Trainingspause und erhöhen das Gewicht für den nächsten Zyklus um 5%.**

3.8. Muskelversagen und Intensitätstechniken

Wie oben beschrieben, sind das Gewicht und das Volumen die primären Auslöser für Muskelwachstum. Ein Training bis zum Muskelversagen kann einem hingegen das Gefühl vermitteln, bis an die Grenzen gegangen zu sein. Häufig ist dieses Gefühl gepaart mit einem sehr befriedigenden Pump-Effekt, so daß man glaubt, alles für maximalen Muskelaufbau getan zu haben.

Doch dieses subjektive Empfinden täuscht. Der Pump-Effekt ist eine Reaktion auf das Abklemmen der Blutgefäße während des Satzes – wenn mehr als 50% der vorhandenen Muskelfasern kontrahieren, ist der Blutfluß zum Muskel blockiert. Aufgrund der nicht mehr stattfindenden Durchblutung kommt es zu einem Sauerstoffdefizit im Muskel, so daß die benötigte Energie für die Muskelkontraktionen ohne Sauerstoff, also anaerob bereitgestellt werden muß. Dies geschieht nur durch Verbrennung von Kohlenhydraten unter Bildung von Laktat (Milchsäure).

Sobald der Satz beendet ist, schießt das aufgestaute Blut in den Muskel. Zur Beseitigung der Milchsäure wird Sauerstoff benötigt, weshalb der Körper für eine zusätzliche starke Durchblutung des belasteten Muskels sorgt. Der Muskel füllt sich also mit Blut, er schwillt an und wirkt voll und prall.

Dieser „Pump“ im Muskel tritt immer auf, wenn eine bestimmte Laktatkonzentration im Muskel überschritten wird und hat mit dauerhaftem Muskelwachstum nichts zu tun.

Ein Training bis zum Muskelversagen und darüber hinaus ist nach neueren Studien sogar kontraproduktiv, da ein solches Training insbesondere das Nervensystem extrem stark beansprucht. So konnte in mehreren Studien gezeigt werden, daß es nach Trainingseinheiten bis zum Muskelversagen zu Krafteinbußen kam, die bis zu zwei Wochen anhielten. Wurde der Satz hingegen vor Eintreten des Muskelversagens abgebrochen, konnten in den folgenden Tagen Kraftsteigerungen nachgewiesen werden.

In weiteren Untersuchungen konnte gezeigt werden, daß Muskelversagen in Wirklichkeit gar kein Versagen des Muskels ist, sondern – in dieser Reihenfolge – ein Versagen der Motivation bzw. des Willens, des zentralen Nervensystems und des peripheren Nervensystems.

Nach einer solchen starken Belastung – das Nervensystem wurde bis zum Versagen belastet, nicht der Muskel – benötigt das Nervensystem eine entsprechend lange Erholungszeit. Und die ist deutlich länger als jene Zeit, die der Muskel zur Anpassung benötigt.

Graphisch läßt es sich wie folgt darstellen:

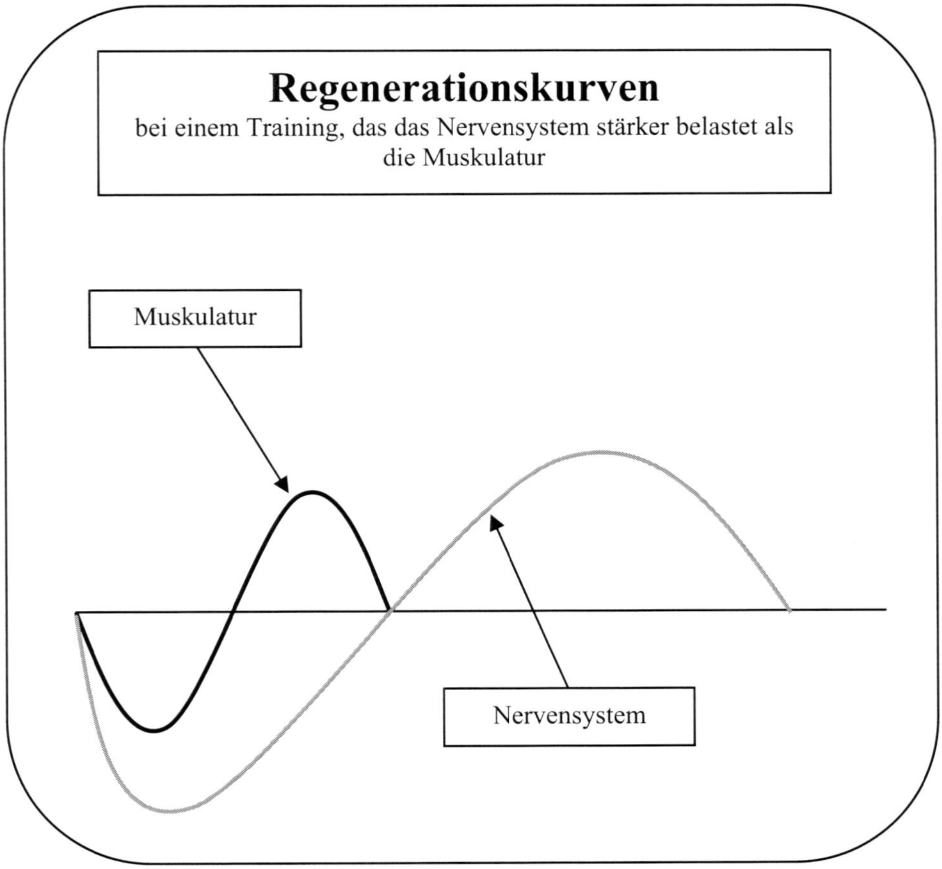

Es stellt sich die Frage, wann man den nächsten Trainingsreiz setzen soll. Da es uns um Muskelaufbau geht, könnten wir den neuen Reiz auf dem Hochpunkt der Anpassung des Muskels setzen – getreu dem Motto: „Was interessiert uns das Nervensystem? Wir wollen Muskeln aufbauen!“

Die Konsequenzen dieses Vorgehens lassen sich ebenfalls graphisch veranschaulichen:

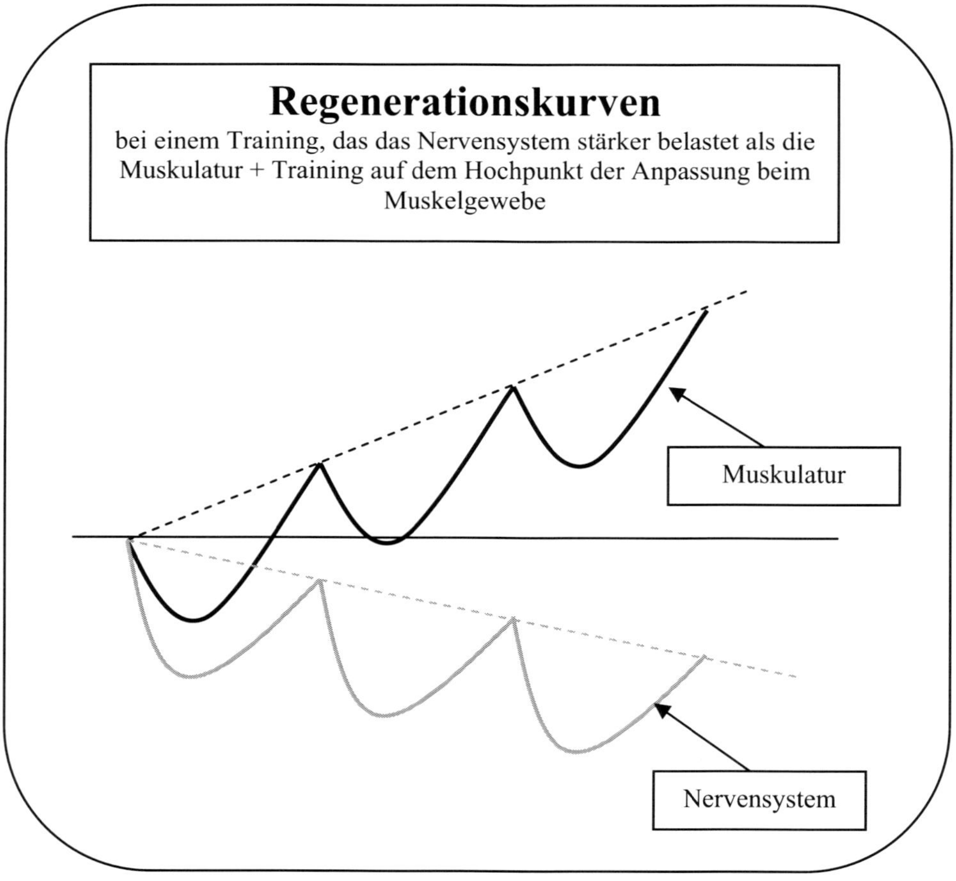

Sie werden über einen kurzen Zeitraum einen gewissen Muskelaufbau erzeugen können. Dieser resultiert aber nicht, wie oben dargestellt, aus dem Training bis zum Muskelversagen, sondern aus der Gewichtsbelastung über eine bestimmte Dauer.

Gleichzeitig sorgen Sie aber dafür, daß das Nervensystem sich nicht einmal von der Belastung erholen kann. Es wird immer weniger leistungsfähig. Die Folge sind Übertraining, Gereiztheit, Abgeschlagenheit, Erkältungskrankheiten – und Sie werden schwächer.

Denn Kraft ist die Kombination aus der Kraft, die ein Muskel aufgrund seiner Masse potentiell erzeugen kann, und der Fähigkeit des Nervensystems, diese Muskelmasse auch tatsächlich zur Kontraktion zu bringen. Ist das Nervensystem aber sehr stark belastet, läßt diese Fähigkeit rapide nach.

Da Sie jetzt die Wichtigkeit eines gut funktionierenden Nervensystems erkannt haben, könnten Sie auf die Idee kommen, solange zu warten, bis das Nervensystem wieder erholt ist, bevor Sie den nächsten Trainingsreiz setzen. Auch das läßt sich graphisch veranschaulichen (s. nächste Seite).

Wie Sie sehen, ist das Nervensystem zwar erholt, aber der Muskel hat sich schon zurückgebildet. Bei diesem Vorgehen investieren Sie also Energie, Zeit, Kraft, Motivation und Willen – und Sie erhalten nichts zurück.

Außerdem widerspricht ein Training bis zum Muskelversagen den obigen Ausführungen zur Clusterung mit wenigen Wiederholungen. Daher ist die Konsequenz eindeutig:

Regenerationskurven

bei einem Training, das das Nervensystem stärker belastet als die Muskulatur + Training am Punkt der vollständigen Erholung des Nervensystems

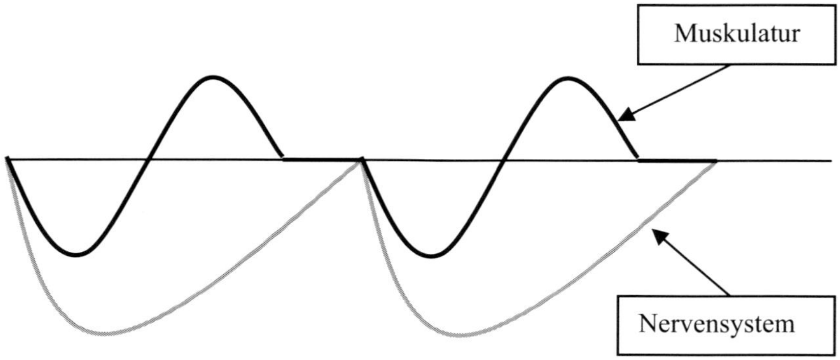

Training bis zum Muskelversagen sowie Intensitätstechniken sind zu vermeiden.

3.9. Strategische Krafttrainingspause

Ihre Muskeln – oder besser: Ihre Muskelfasern – passen sich auf verschiedene Art an das Training an:

- Die ST-Fasern vermehren und vergrößern die Mitochondrien und verbessern die Kapillarisierung.
- Die FT-Fasern lagern Proteine in den kontraktilen Strukturen (namentlich Aktin und Myosin) an.
- Beide Fasertypen werden widerstandsfähiger gegenüber Mikrotraumata.

Und gerade der letzte Punkt ist für uns wichtig: Nach einer gewissen Zeit sind die Fasern derart widerstandsfähig gegen Mikrotraumata, daß für ein weiteres Wachstum das Volumen massiv gesteigert werden müßte. Das wiederum würde aber die Regenerationskapazitäten eines natural Trainierenden überfordern.

Insofern bleibt als Ausweg: wir müssen dafür sorgen, daß die Muskelfasern ihren „Mikrotrauma-Schutz" wieder abbauen. Und das geschieht am effektivsten über eine Pause vom Krafttraining.

In der Regel genügt hierfür eine Pause von 1-2 Wochen. Diese sollte aber tatsächlich eingehalten werden, da sonst die Fortschritte stagnieren.

- **Nach jedem Trainingszyklus sind 1-2 Wochen Krafttrainingspause nötig, um den Muskel wieder für Aufbaureize empfänglich zu machen.**
- **Die Länge eines Trainingszyklusses sollte bei 4-12 Wochen liegen.**

3.10. Erstellung eines Trainingsplans

Fassen wir also noch einmal alles zusammen und erstellen auf dieser Basis einen Trainingsplan:

Bedingungen für ein sinnvolles Muskelaufbautraining:

- Trainingshäufigkeit pro Muskel: 2-mal pro Woche
- 1 Übung pro Muskel(-gruppe)
- Mit 20 Gesamt-WH pro Übung beginnen
- Pro TE um 1WH steigern, bis 30 Gesamt-WH erreicht sind
- Kleine Cluster á 1-3WH ausführen
- 10-30 sek. Pause zwischen den einzelnen Clustern
- Wenn 30 Gesamt-WH erreicht sind, 1-2 Wochen Trainingspause
- Für den neuen Zyklus die Gewichte um 10% steigern
- ***KEIN*** Muskelversagen
- ***KEINE*** Intensitätstechniken

Praxisbeispiel: Sie entscheiden sich für Bankdrücken, Latziehen, Kniebeugen, Wadenheben, Crunches und die Rotationsübung. Angenommen, das 15RM hat sich für Sie als ideal herausgestellt – dann führen Sie für jede der Übungen den Krafttest aus Kapitel 2.3 (für 10WH und 20WH statt für 8WH und 15WH) durch und bestimmen Ihr 15RM.

Ihr Trainingsplan könnte dann folgendermaßen aussehen:

Zyklus 1												
Name:	Max Mustermann											
TE pro Woche:	2											
Gewicht:	15RM											
Kadenz:	1-0-1											
Clustergröße	3WH											
		TE 1	TE 2	TE 3	TE 4	TE 5	TE 6	TE 7	TE 8	TE 9	TE 10	TE 11
	Gew	WH										
Bankdrücken	60	20	21	22	23	24	25	26	27	28	29	30
Latziehen	60	20	21	22	23	24	25	26	27	28	29	30
Kniebeugen	80	20	21	22	23	24	25	26	27	28	29	30
Wadenheben	120	20	21	22	23	24	25	26	27	28	29	30
Crunches		20	21	22	23	24	25	26	27	28	29	30
Außenrotation	3	20	21	22	23	24	25	26	27	28	29	30

Wenn Sie diesen absolviert haben, machen Sie 1-2 Wochen Pause und steigern nach der 10%-Regel die Gewichte. Oder sie testen nach Abschluß des „Zyklus 1“ aber noch vor der Pause Ihre neuen 15RMs in jeder Übung aus. Nachfolgend finden Sie den Trainingsplan nach der 10%-Regel:

Zyklus 2												
Name:	Max Mustermann											
TE pro Woche:	2											
Gewicht:	15RM											
Kadenz:	1-0-1											
Clustergröße	3WH											
		TE 1	TE 2	TE 3	TE 4	TE 5	TE 6	TE 7	TE 8	TE 9	TE 10	TE 11
	Gew	WH										
Bankdrücken	66	20	21	22	23	24	25	26	27	28	29	30
Latziehen	66	20	21	22	23	24	25	26	27	28	29	30
Kniebeugen	88	20	21	22	23	24	25	26	27	28	29	30
Wadenheben	132	20	21	22	23	24	25	26	27	28	29	30
Crunches		20	21	22	23	24	25	26	27	28	29	30
Außenrotation	3,3	20	21	22	23	24	25	26	27	28	29	30

3.11. Trainingsbuch

Um einen langfristigen Überblick über Ihr Training und dessen Wirkung zu bekommen, sollten Sie jeden einzelnen Trainingsplan aufbewahren und abheften bzw. abspeichern. Zusätzlich dazu sollten Sie sich in Kurzform zu jedem Trainingsplan die Hauptparameter in einem gesonderten Buch bzw. einer gesonderten Datei notieren.

Dies sollte trainingsseitig folgende Größen enthalten:

- Körper- und Leistungsmaße (Gewicht, Körperfettanteil, FFM, Fett, Körperumfänge, Hautfaltendicke an bestimmten Körperstellen, Kraftleistungen auf z.B. das 10RM standardisiert für jede durchgeführte Übung) zu Beginn und zum Ende des Trainingszyklus
- WH-Bereich
- Anzahl der Gesamt-WH pro Muskel pro TE
- Anzahl der Gesamt-WH pro Muskel pro Woche
- TE pro Muskel pro Woche
- TE pro Woche (wenn Sie beispielsweise jeden Muskel zweimal pro Woche trainieren und einen 2er-Split durchführen, dann absolvieren Sie vier TE pro Woche, bei einem Ganzkörper-Plan lediglich 2TE pro Woche)

Anhand dieser Daten können Sie verfolgen, mit welcher Parameterkonstellation Sie die besten Erfolge erzielt haben. Diese Aufzeichnungen sollten Sie noch um den Faktor Ernährung erweitern, doch dazu später im Ernährungskapitel mehr.

Letztlich ist die Trainingsplanung immer eine sehr individuelle Angelegenheit. Alle zuvor genannten Punkte sind natürlich gültig – aber wie Sie gesehen haben, können diese innerhalb dieser Bereiche variieren. Statt 20-30 Gesamt-WH machen Sie vielleicht bessere Fortschritte mit 10-20 Gesamt-WH – oder gar mit 40-60 Gesamt-WH. Statt zwei Trainingseinheiten pro Woche können Sie vielleicht drei pro Woche absolvieren oder auch drei innerhalb von zwei Wochen. Das hängt davon ab, ob Sie eher ektomorph oder aber endo- bzw. mesomorph sind, und welche Muskelfaserverteilung Sie in den einzelnen Muskeln besitzen.

Abhängig von der Muskelfaserverteilung ist auch, ob Sie eher mit dem 8-15 RM trainieren sollten oder eher mit dem 15-25 RM. Menschen mit einem sehr hohen Anteil an ST-Fasern machen erfahrungsgemäß bessere Fortschritte mit leichteren Gewichten und höherem Volumen, wohingegen Menschen mit hohem Anteil an FT-Fasern besser auf höhere Gewichte bei niedrigerem Volumen ansprechen. Das gilt es für Sie in den nächsten Wochen, Monaten und Jahren herauszufinden.

Und beachten Sie auch, daß Sie die Parameter möglichst nur alle drei bis vier Monate ändern. Jede Parameterzusammenstellung braucht ihre Zeit, bis sie ihre Wirkung entfaltet.

Mein Vorschlag ist, daß Sie sich zunächst strikt an das geschilderte Vorgehen halten und dieses für mindestens sechs Monate durchführen. Ein Trainingszyklus sollte dabei eine Länge von vier bis acht Wochen haben mit einer anschließenden Krafttrainingspause von ein bis zwei Wochen.

4. Ausdauertraining

Beim Ausdauertraining scheiden sich die Geister. Die einen sagen, es behindere den Muskelaufbau. Als Argumente werden angeführt, daß durch das Ausdauertraining Energie verbraucht wird, die aber für den Muskelaufbau benötigt wird, und daß es die Erholung beeinträchtigen würde.

Die anderen sagen, leichtes Ausdauertraining begünstige die Erholung und damit den Aufbau. Und durch Ausdauertraining verbessere sich die Kapillarisierung und damit die Durchblutung. In der Folge herrscht im Muskel eine bessere Sauerstoff- und Nährstoffversorgung sowie ein verbesserter Abtransport von Stoffwechselprodukten, was die Erholung verbessert und beschleunigt und somit den Muskelaufbau begünstigt.

An beiden Argumentationsketten ist etwas Wahres dran. Durch Ausdauertraining wird Energie verbraucht, die man für einen Muskelaufbau zusätzlich zuführen muß. Solange das Ausdauertraining aber nicht zu intensiv und umfangreich betrieben wird, stellt es kein Problem dar. Gleiches gilt für die Erholung.

Gerade bezüglich der Erholung ist ein leichtes Ausdauertraining als eindeutig positiv einzustufen. Denn durch ein leichtes Ausdauertraining wird einerseits akut die Durchblutung der Muskulatur gefördert. Durch den damit verbesserten Abtransport von Stoffwechselprodukten und die verbesserte Versorgung mit Nährstoffen wird die Erholung gefördert. Gleichzeitig werden neue Kapillaren gebildet, wodurch die gesamte Ver- und Entsorgungssituation des Muskels verbessert wird.

Zusammenfassend läßt sich also sagen, daß ein moderates Ausdauertraining eindeutig positiv ist für die Erholungsfähigkeit des Muskels und somit einen Muskelaufbau unterstützt. Wie das Training dosiert werden sollte, erfahren Sie in den nächsten Kapiteln.

4.1. Pulsbereich

Die Art des Trainings entscheidet darüber, in welcher Form der Körper sich an das Training anpaßt. Das kennen Sie schon: SAID-Prinzip. Ein Trainingsparameter im Ausdauertraining ist der Trainingspuls, und er wird in Prozent des Maximalpulses angegeben. Ihren Maximalpuls können Sie entweder beim Sportmediziner exakt bestimmen lassen, oder Sie verlassen sich auf eine Pulsuhr mit Maximalpulsbestimmung oder verwenden die folgende Faustformel:

Maximalpuls = 220 - Alter

Für das Radfahren und verwandte Tätigkeiten gilt:

Maximalpuls = 200 - Alter

Der geringere Maximalpuls für das Radfahren rührt daher, daß sich die Belastung nur auf die Beine verteilt anstatt auf den ganzen Körper. Dabei gilt, je weniger Muskelsubstanz bei der Tätigkeit eingesetzt wird, desto geringer ist der Maximalpuls für diese Tätigkeit.

Weiterhin wichtig ist Ihr Ruhepuls – gemessen morgens direkt nach dem Aufwachen im Bett.

Ausgehend vom Maximalpuls lassen sich jetzt verschiedene Intensitätsbereiche festlegen mit unterschiedlichen Wirkungen auf den Körper:

$$Belastungspuls = Puls_{max} \cdot Intensität$$

Intensität in %	**Erforderlicher Trainingszustand**	**Wirkung**
60-65%	sehr schlecht oder besser	• verbesserte Fettverbrennung • verbesserte Kapillarisierung • Stabilisierung des erreichten Leistungsniveaus • Erholungsbeschleunigung
65-70%	schlecht oder besser	
70-75%	mittelmäßig oder besser	• Verbesserter KH-Stoffwechsel • verbesserte Kapillarisierung • verbesserte Ausdauer
75-80%	gut oder besser	
80-85%	sehr gut	
über 85%	nur für Leistungssportler	

Wie Sie der Tabelle entnehmen können, erreichen Sie die für den Muskelaufbau positiven Wirkungen am ehesten mit einem Training bei einer Intensität von 60-70%. Wenn Ihr Ausdauerniveau mittelmäßig oder besser ist, sollten Sie durchaus zwei- bis dreimal im Jahr eine vier- bis sechswöchige Phase mit höherer Intensität beim Ausdauertraining einlegen, um Ihre Ausdauerleistungsfähigkeit zu verbessern. Dadurch legen Sie beim Herz-Kreislaufsystem die Grundlage für weiteren Muskelzuwachs.

Allerdings sollten Sie beachten, daß Sie während der höherintensiven Ausdauerphasen das Volumen beim Krafttraining reduzieren, um ein Übertraining zu vermeiden. Das Krafttraining dient in diesen Phasen lediglich zur Erhaltung der vorhandenen Muskelsubstanz und nicht dem weiteren Muskelaufbau.

- **Ein Ausdauertraining mit einer Intensität von 60-70% des Maximalpulses fördert die Erholung und damit den Muskelaufbau.**
- **Zwei- bis dreimal im Jahr sollte das Ausdauertraining für jeweils vier bis sechs Wochen entsprechend der persönlichen Leistungsfähigkeit mit höherer Intensität durchgeführt werden.**

4.2. Dauer

Bei der Dauer des Ausdauertrainings kommen die gleichen Faktoren zum Tragen wie bei der Intensität: relativ kurze Trainingseinheiten von 20-30 Minuten fördern die Erholung und können energetisch problemlos über die Nahrungszufuhr kompensiert werden. Dauern die Einheiten jedoch deutlich länger, wird die Erholung verlangsamt.

Während der vier- bis sechswöchigen Phasen mit höherer Intensität sollte jedoch auch die Dauer schrittweise verlängert werden auf 30-45 Minuten. Während dieser Phasen steht die Verbesserung der Ausdauer im Vordergrund und nicht der Muskelaufbau. Reduzieren Sie daher während dieser Phasen die Trainingshäufigkeit des Krafttrainings auf eine Trainingseinheit pro Woche.

4.3. Trainingshäufigkeit

Damit ein Ausdauertraining Wirkung zeigt, sollte es mindestens zweimal pro Woche durchgeführt werden. Bessere Ergebnisse bringt jedoch ein dreimal pro Woche durchgeführtes Ausdauertraining.

Während der Muskelaufbauphasen sollte Ihr Ziel ein Gesamtvolumen von 60 Minuten pro Woche sein. Dabei können Sie zweimal für 30 Minuten trainieren, dreimal für 20 Minuten oder viermal für 15 Minuten. Die besten Ergebnisse werden Sie dabei mit dreimal 20 Minuten oder viermal 15 Minuten erreichen.

Während der Phasen zur Verbesserung der Ausdauer sollten Sie das Volumen schrittweise von 60 auf 120 Minuten erhöhen. Während einer sechswöchigen Ausdauerphase würden Sie dabei die Dauer pro Woche um 10 Minuten erhöhen. Behalten Sie währenddessen die Häufigkeit bei, für die Sie sich in den Muskelaufbauphasen entschieden haben.

4.4. Beispiele für Trainingspläne

Nachfolgend finden Sie einige Beispielpläne für das Ausdauertraining während der Muskelaufbauphasen und während der Phasen zur Steigerung der Ausdauer.

Beispiel 1:

Ausdauertraining eines 30-jährigen schlecht Ausdauertrainierten während der Muskelaufbauphase

Alter: 30
Ausdauerleistung: schlecht
Maximalpuls: 190
Trainingsziel: Muskelaufbau

Woche	**1**	**2**	**3**	**4**	**5**	**6**
Häufigkeit	3	3	3	3	3	3
Dauer	20 min	20 min	20 min	20 min	20 min	20 min
Intensität	65-70%	65-70%	65-70%	65-70%	65-70%	65-70%
Puls	124 - 133	124 - 133	124 - 133	124 - 133	124 - 133	124 - 133

Beispiel 2:

Ausdauertraining eines 20-jährigen gut Ausdauertrainierten während der Muskelaufbauphase

Alter: 20
Ausdauerleistung: gut
Maximalpuls: 200
Trainingsziel: Muskelaufbau

Woche	**1**	**2**	**3**	**4**	**5**	**6**
Häufigkeit	3	3	3	3	3	3
Dauer	20 min	20 min	20 min	20 min	20 min	20 min
Intensität	65-70%	65-70%	65-70%	65-70%	65-70%	65-70%
Puls	130 - 140	130 - 140	130 - 140	130 - 140	130 - 140	130 – 140

Beispiel 3:

Ausdauertraining eines 30-jährigen schlecht Ausdauertrainierten zur Steigerung seiner Ausdauer

Alter: 30
Ausdauerleistung: schlecht
Maximalpuls: 190
Trainingsziel: Verbesserung der Ausdauer

Woche	1	2	3	4	5	6
Häufigkeit	3	3	3	3	3	3
Dauer	20 min	25 min	30 min	35 min	40 min	45 min
Intensität	65-70%	65-70%	65-70%	65-70%	65-70%	65-70%
Puls	124 - 133	124 - 133	124 - 133	124 - 133	124 - 133	124 - 133

Beispiel 4:

Ausdauertraining eines 20-jährigen gut Ausdauertrainierten zur Steigerung seiner Ausdauer

Alter:	20
Ausdauerleistung:	gut
Maximalpuls:	200
Trainingsziel:	Verbesserung der Ausdauer

Woche	1	2	3	4	5	6
Häufigkeit	3	3	3	3	3	3
Dauer	20 min	25 min	30 min	35 min	40 min	40 min
Intensität	70-75%	75-80%	70-75%	75-80%	70-75%	75-80%
Puls	140 - 150	150 - 160	140 - 150	150 - 160	140 - 150	150 - 160

5. Erholung

Der Erholung wird in der Regel deutlich zu wenig Wert für den Muskelaufbau beigemessen. Dabei ist es gerade die Erholungs- und Adaptionsphase, in der der Muskel wächst. Die Trainingsreize können allen Regeln der Wissenschaft entsprechen, aber wenn die Erholung nicht genauso optimal geplant und gestaltet wird, helfen auch die besten Trainingsreize nicht beim Muskelaufbau.

5.1. Schlaf

Der Schlaf ist nach wie vor der Zustand, in dem der Körper sich am tiefsten entspannt und am besten erholt. Ein regelmäßiger und ausreichender Schlaf ist also ein wesentlicher und notwendiger Faktor für den Muskelaufbau.

Bezüglich der erforderlichen Schlafdauer gehen die Meinungen auseinander. So gibt es Menschen, die täglich neun Stunden benötigen, um sich ausgeschlafen und fit zu fühlen. Andere kommen hingegen mit sechs Stunden Schlaf aus. Die allgemeine Empfehlung der Schlafforscher geht in Richtung von siebeneinhalb bis acht Stunden Schlaf pro Nacht. Nehmen Sie diese Dauer als Richtgröße und verändern Sie sie entsprechend Ihrem eigenen Schlafbedürfnis.

Eine gute Möglichkeit, dieses herauszufinden, besteht darin, im Urlaub zu notieren, wann Sie Schlafen gegangen sind und wann Sie am nächsten Morgen von alleine (also ohne Wecker) aufgewacht sind. Dabei sollten Sie auch berücksichtigen, wie aktiv Sie am Tag bzw. in den Tagen vorher waren und wann Sie Schlafen gegangen sind.

Je aktiver Sie sind und je später Sie Schlafen gehen, desto länger wird Ihr Schlaf dauern; d.h. desto größer ist Ihr Schlafbedürfnis.

Dabei ist interessant, daß der Tiefpunkt der körperlichen Leistungsfähigkeit grundsätzlich zwischen zwei und drei Uhr nachts liegt. In verschiedenen Untersuchungen wurde herausgefunden, daß der Schlaf als am erholsamsten empfunden wurde, wenn symmetrisch um diesen Tiefpunkt herum geschlafen wurde.

Bei einem Schlafbedarf von ca. acht Stunden liegt die beste Zeit zum Schlafengehen also zwischen 22 und 23 Uhr. Entsprechend sollten Sie morgens zwischen 6 und 7 Uhr wach werden – außer Sie benötigen mehr bzw. weniger Schlaf als die durchschnittlichen acht Stunden.

Weiterhin hat die Schlafforschung herausgefunden, daß Schlaf in 90-Minuten-Zyklen abläuft. Alle 90 Minuten befinden wir uns in einer „Leichtschlafphase“ oder werden sogar kurzzeitig wach. Solange diese Wachzeit aber weniger als drei Minuten lang ist, können wir uns am nächsten Tag nicht daran erinnern.

In der ersten Phase der 90 Minuten befinden wir uns hingegen im Tiefschlaf. Hier findet überwiegend die körperliche Erholung statt. In der zweiten Phase befinden wir uns im sogenannten REM-Schlaf. REM ist die Abkürzung für „rapid eye movement“ und bedeutet „schnelle Augenbewegungen“. Der Name geht zurück auf die schnellen Augenbewegungen, die für diese Phase charakteristisch sind. Dabei scheint das Gehirn die Eindrücke des Tages zu verarbeiten, was wir als Träume wahrnehmen.

Die intensivsten Tiefschlafphasen finden dabei während der ersten beiden 90-Minuten-Zyklen statt und werden später immer flacher und kürzer. Gleichzeitig nimmt im zeitlichen Verlauf die Länge der REM-Phasen zu. Vereinfacht gesagt, scheint in den ersten Schlafstunden die

Priorität auf der Erholung des Körpers zu liegen und in den letzten Schlafstunden auf der Verarbeitung der geistigen Eindrücke.

Neben der optimalen Schlafzeit zwischen 22 Uhr abends und 7 Uhr morgens lassen sich auch optimale Schlafdauern herleiten. Denn wenn man aus einer Tiefschlafphase geweckt wird, fühlt man sich deutlich schlechter erholt als wenn man während einer REM-Phase geweckt wird – selbst dann, wenn die Schlafdauer länger war.

Wenn Sie also einmal nicht solange schlafen können, bis sie von alleine aufwachen, sollten Sie sich an folgenden Schlaflängen orientieren, um sich den Wecker zu stellen. Je nachdem wie schnell Sie einschlafen, müssen Sie diese Einschlafzeit noch hinzu addieren:

- 1:30 – 1:45 Stunden
- 3:00 – 3:20 Stunden
- 4:30 – 5:00 Stunden
- 6:00 – 6:30 Stunden
- 7:30 – 8:15 Stunden
- 9:00 – 9:45 Stunden

Sollten Sie einmal eine Nacht zuwenig Schlaf bekommen, dann versuchen Sie, in der folgenden Nacht länger zu schlafen oder schon am gleichen Tag ein Nickerchen zu machen. Sie sollten es auf die Zeit des Mittagstiefs zwischen 12:00 und 15:00 Uhr legen, und es sollte entweder unter 20 Minuten dauern oder zwischen 1:30 und 1:45 Stunden.

Aber auch wenn Sie nachts ausreichend geschlafen haben, kann ein Mittagsschläfchen Ihre Erholung und damit Ihre Fortschritte beschleunigen. Auch dieses sollte ca. 20 Minuten dauern.

- **Für optimalen Muskelaufbau benötigen Sie jede Nacht genügend Schlaf.**
- **Schlafen Sie jede Nacht 7,5 – 9 Stunden.**
- **Gehen Sie zwischen 22:00 und 23:00 abends Schlafen und stehen Sie zwischen 6:00 und 8:00 auf.**
- **Machen Sie, wenn möglich, täglich ein 20-minütiges Mittagsnickerchen.**

5.2. Entspannung und Entspannungstechniken

Entspannungstechniken können eine Hilfe sein, um die Erholung zu beschleunigen und damit Ihre Fortschritte zu unterstützen. Insbesondere (kurz) nach dem Training angewandt, ist ihr Beitrag nicht zu unterschätzen. Auch anstelle des Mittagsnickerchens können sie sinnvoll eingesetzt werden. Zwei relativ schnell und leicht zu erlernende Methoden sind die „Progressive Muskelentspannung nach Jacobson“ und das Autogene Training.

Bei der Progressiven Muskelentspannung wird zunächst der Zielmuskel für 6-10 Sekunden angespannt, um die Spannung danach abrupt komplett zu lösen. Bei der Anspannung wird tief eingeatmet, bei der Entspannung ausgeatmet. Währenddessen konzentriert man sich auf den Zielmuskel und versucht die eintretende Entspannung zu spüren. Dieses Vorgehen wendet man auf den gesamten Körper an, bis er vollständig entspannt ist.

Beim Autogenen Training setzt man sich entweder mit den Unterarmen auf die Beine gestützt hin („Droschkenkutschersitz“) oder lehnt sich mit dem Rücken an eine Lehne. Am bequemsten ist sicherlich das Liegen auf dem Rücken.

Als nächster Schritt folgt das suggerieren von Schwere in den Gliedmaßen. Die übliche Formel ist dabei „Mein ... ist ganz schwer“. Begonnen wird nacheinander mit den Armen, und erst dann werden die Beine „schwer gemacht“. Die Suggestion der Schwere geht nach einigem Üben tatsächlich einher mit einem Gefühl der Schwere, was auf eine Entspannung der Muskulatur zurückzuführen ist.

Wer die Entspannung der Muskulatur beherrscht kann nachfolgend ein Gefühl der Wärme erzeugen mit der Formel „Mein ... wird ganz warm“. Begonnen wird auch hier mit den Armen, bevor es auf die Beine angewendet wird. Das Gefühl der Wärme wird im Körper durch eine Entspannung der Blutgefäße erzeugt. Neben der Entspannung der Muskulatur durch die erste Übung wird durch diese zweite Übung zusätzlich die Durchblutungssituation verbessert.

Wichtig: Die Rücknahme der Entspannung. Dies geschieht durch bewußtes Anspannen der Muskeln, durch Rekeln, Strecken und Gähnen.

Am besten erlernen Sie die Techniken in entsprechenden Kursen zum Beispiel an den Volkshochschulen, Krankenkassen oder Fitnessstudios. Auch manche Heilpraktiker und Ärzte bieten solche Kurse an. Wenn Sie zeitlich stark gebunden sind und keine Kurse wahrnehmen können, bieten die Bibliotheken und Buchhandlungen eine große Auswahl an entsprechender Literatur.

5.3. Aktives Leben und Spaß

Auch wenn bisher vielleicht der Eindruck entstanden ist, daß Sie für Muskelaufbau alles ganz genau durchplanen müssen – machen Sie sich bitte keinen Streß und genießen Sie weiterhin Ihr Leben. Denn ein aktives Leben mit Tätigkeiten, die Ihnen Spaß machen, ist eine ausgezeichnete Maßnahme, die die Erholung fördert und Ihre Motivation hochhält.

Schaffen Sie sich Zeit für ein geliebtes Hobby oder beginnen Sie ein neues Hobby. Lernen Sie eine neue Sprache, eine neue Sportart, eine neue handwerkliche Tätigkeit, ein neues Instrument oder was immer Sie interessiert.

Im Prinzip benötigen Sie nur einen sinnvollen Trainingsplan, die Zeit für das Training, genügend Schlaf und genügend Nährstoffe. Damit bleibt Ihnen eine Menge Zeit pro Woche für andere Dinge.

6. Ernährung

Die Ernährung ist neben dem Kraft- und Ausdauertraining sowie der Erholung die vierte große Säule beim Muskelaufbau. Durch das Krafttraining setzen Sie Muskelaufbaureize. Durch das Ausdauertraining schaffen Sie die Infrastruktur, um optimales Muskelwachstum zu ermöglichen. Und mit einer optimalen Erholungsphase sorgen Sie für zeitlich sinnvoll aufeinander abgestimmte Trainingsreize.

Was jetzt noch fehlt, ist die Zufuhr von Energie und Baustoffen, damit die oben genannten Faktoren auch ihr volles Potential entfalten. Denn für Muskelaufbau sind ernährungsseitig zwei Dinge absolut notwendig:

1. **Energieüberschuß**
2. **Proteinüberschuß**

Ist auch nur einer der beiden Punkte nicht erfüllt, werden Sie keine Muskelsubstanz aufbauen. In den folgenden Kapiteln finden Sie die entsprechenden Informationen.

6.1. Energiebedarf

Damit Sie einen Energieüberschuß zuführen können, müssen Sie zunächst einmal Ihren Energiebedarf kennen. Mit dem Energiebedarf und der Energiezufuhr verhält es sich dabei ähnlich wie mit Ihrem Bankkonto:

Zahlen Sie mehr Geld ein als Sie abheben, schwillt Ihr Bankkonto an. Analog: Nehmen Sie mehr Energie zu sich als Sie verbrauchen, nehmen Sie an Gewicht zu.

Umgekehrt läuft es genauso: Heben Sie mehr Geld ab als Sie einzahlen, schrumpft Ihr Bankkonto. Analog: Verbrauchen Sie mehr Energie als Sie zu sich nehmen, nehmen Sie an Gewicht ab.

Beachten Sie bitte, daß bis jetzt nur von Gewicht die Rede war. Das Gewicht kann dabei aus Fett oder aber aus fettfreier Masse bestehen. Da bei der fettfreien Masse nur bei der Muskulatur nennenswerte Zu- und Abnahmen möglich sind, können wir eine Veränderung bei der fettfreien Masse als Muskelauf- bzw. Muskelabbau werten.

Muskelaufbau bedeutet, daß Baustoff (namentlich Protein) in die Muskelfasern eingebaut wird. Daher ist ein Proteinüberschuß notwendig für Muskelaufbau. Denn wo kein Baumaterial ist, da kann auch nichts eingebaut werden.

Genauso wichtig ist ein Energieüberschuß. Denn die Anlagerung von Protein im Muskel erfordert Energie. Zudem sind Muskeln ein „Energiefresser“ und damit für den Körper ein potentielles Überlebensrisiko, sofern sich zu wenig Energie in den Energiespeichern (speziell den KH-Speichern) befindet. Daher sollten die KH-Speicher zu Zeiten des Proteinanbaus im Muskel immer gut gefüllt sein.

Ihren Energiebedarf können Sie entweder sehr genau messen lassen, was aber zeitaufwendig und teuer ist. Oder Sie berechnen ihn näherungsweise mit folgendem Vorgehen:

In den Ernährungswissenschaften hat sich ein Vorgehen bewährt, daß den Energiebedarf unterscheidet in den

- Grundumsatz
- Arbeitsumsatz
- Freizeit bzw. Sportumsatz

Der Grundumsatz entspricht dabei der Energiemenge, die Sie verbrauchen, wenn Sie den ganzen Tag nur schlafen würden in einem Raum mit Körpertemperatur. Der Arbeitsumsatz entspricht der Energiemenge, die Sie bei Ihrer täglichen Arbeit verbrauchen. Und der Freizeit- bzw. Sportumsatz entspricht der Energiemenge, die Sie während Ihrer Freizeit bzw. beim Sport verbrauchen.

Folgende Formeln haben sich bewährt:

Grundumsatz (GU) = ***24 x Körpergewicht in kg***

Arbeitsumsatz (AU) = ***10% vom Grundumsatz***
(überwiegend sitzende Tätigkeit)

= ***20% vom Grundumsatz***
(überwiegend stehende Tätigkeit)

= ***30% vom Grundumsatz***
(überwiegend gehende Tätigkeit)

= ***50-100% vom Grundumsatz***
(körperliche Schwerstarbeit)

$$\boldsymbol{Sportumsatz\ pro\ \min\ (SU) = \frac{Gewicht\ in\ kg}{12} + \frac{Puls}{8} - 13{,}5}$$

Hinzugerechnet werden sollte abschließend noch ein ***Verdauungsverlust (VV) von ca. 5-15%.*** Dabei sind für Ektomorphe 15% anzusetzen, für Mesomorphe 10% und für Endomorphe 5%.

Betrachten wir hierzu ein Beispiel:

Beispiel:

Mann, 30 Jahre alt, 80kg schwer, ektomorph, Bankangestellter (5 Arbeitstage pro Woche), zwei Krafttrainingseinheiten á 45 min pro Woche mit Puls 120, drei Ausdauereinheiten á 40 min pro Woche mit Puls 140

GU	=	24 x 80	=	1.920
AU	=	10% von GU	=	192

$$SU(Krafttraining) = \frac{80}{12} + \frac{120}{8} - 13{,}5 = 8{,}2$$

Da seine Trainingseinheit Krafttraining 45 min dauert, ist also der Energieverbrauch pro Trainingseinheit 45 x 8,2 = 369.

$$SU(Ausdauertraining) = \frac{80}{12} + \frac{140}{8} - 13{,}5 = 10{,}7$$

Da seine Trainingseinheit Ausdauertraining 40 min dauert, ist also der Energieverbrauch pro Trainingseinheit 40 x 10,7 = 428.

Als Wochenbedarf ergibt sich:

7 x GU	=	7 x 1.920	=	13.440
5 x AU	=	5 x 192	=	1.344
2 x SU (Kraft)	=	2 x 369	=	738
3 x SU (Ausdauer)	=	3 x 428	=	1.284
Summe			=	16.806
VV (15%)			=	2.521
Wochenbedarf			=	19.327

$$Tagesbedarf = \frac{Wochenbedarf}{7} = \frac{19.327}{7} = 2.761$$

Der Beispielathlet hat also einen Tagesbedarf von ca. 2.761 kcal.

Um an Muskelmasse zuzunehmen, muß der Athlet mehr Energie zuführen als er verbraucht. Wie viel mehr und vor allem wann und welche Nährstoffe, erfahren Sie in den nächsten Kapiteln.

6.2. Kohlenhydrate

Kohlenhydrate sind aus zweierlei Gründen wichtig für den Aufbau von Muskelmasse: Einmal dienen sie als Hauptbrennstoff für die Muskeln während hochintensiven Trainingseinheiten, wie sie ein Krafttraining darstellt. Andererseits beginnt der Körper nach dem Training erst dann mit dem Aufbau neuer Muskelsubstanz, wenn die Energiespeicher wieder aufgefüllt sind.

Ihre Ernährung sollte sich daher zu ca. 50-60% aus Kohlenhydraten zusammensetzen. Doch Achtung: Es kommt ganz wesentlich auf die Art der Kohlenhydrate an. Die falschen Kohlenhydrate sorgen nämlich dafür, daß sie anstatt Muskeln eher an Fett aufbauen.

Die falschen Kohlenhydrate sind solche, die Ihr Körper schnell verdauen kann und die dadurch Ihren Blutzuckerspiegel schnell ansteigen lassen. Da ein hoher Blutzuckerspiegel auf Dauer gesundheitsschädlich ist, versucht der Körper ihn möglichst schnell wieder auf ein normales Maß abzusenken. Dies erreicht er mit der Ausschüttung von Insulin.

Insulin ist ein Speicherhormon – es bindet den Blutzucker an sich und transportiert ihn zu den Kohlenhydratspeichern im Körper. Dort angelangt wird der Blutzucker in den KH-Speicher eingelagert, bis diese gefüllt sind. Ist jetzt noch überschüssiger Blutzucker vorhanden, wird er kurzerhand in Fett umgewandelt und in den Fettzellen gespeichert.

Daher sollten Sie vermeiden, große Mengen von Kohlenhydraten zu essen, die der Körper schnell verdauen kann.

Eine Maßzahl, wie schnell die Kohlenhydrate eines Nahrungsmittels verdaut werden, stellt der Glykämische Index dar. Je höher dieser ist, desto schneller gehen die entsprechenden Kohlenhydrate ins Blut über. Achten Sie daher auf Kohlenhydrate mit niedrigem glykämischen Index (GI):

Kohlenhydrate		
Niedriger GI (<50)	**Mittlerer GI (50-70)**	**Hoher GI (>70)**
Frisches Gemüse	Südfrüchte	Traubenzucker (Glucose)
Frisches Obst	Weißer Reis	Honig
Vollkornnudeln	Kartoffeln	Cornflakes
Vollkornbrot	Weißbrot	Trockenfrüchte
Vollkornflocken	Kekse	Maltodextrin
Hülsenfrüchte	Zucker	
Vollkornreis	Trockenfrüchte (ohne Zuckerzusatz)	
Fruchtzucker (Fruktose)		
Milchprodukte ohne Zuckerzusatz		

Konzentrieren Sie sich bei Ihrer Nahrungsmittelauswahl auf die Gruppe mit einem GI von unter 50.

Die einzige Ausnahme von dieser Regel stellen die 120 Minuten nach dem Krafttraining dar. Wie erwähnt findet ein Aufbau von Muskelsubstanz erst dann statt, wenn die Energiespeicher nach dem Training wieder aufgefüllt sind. Je schneller das also passiert, desto besser.

Daher sollten unmittelbar nach dem Training Kohlenhydrate mit hohem GI zugeführt werden. Eine gute Richtlinie sind 1g Kohlenhydrate pro kg FFM direkt nach dem Training und noch einmal 0,5-1g Kohlenhydrate pro kg FFM 60-120 Minuten später.

- **Führen Sie 50-60% Ihres täglichen Energiebedarfs in Form von KH zu. Diese KH sollten einen niedrigen GI von unter 50 aufweisen.**

- **Nehmen Sie unmittelbar nach dem Krafttraining 1g KH pro kg FFM zu sich. Diese KH dürfen und sollen einen hohen GI von über 70 besitzen.**

- **Essen Sie 60-120 min später noch einmal 1g KH pro kg FFM. Hierbei sollten Sie auf einen mittleren GI von 50-70 achten.**

Um die Blutzuckerschwankungen im Tagesverlauf möglichst gering zu halten, sollten Sie nicht nur auf Kohlenhydratträger mit niedrigem GI achten, sondern auch die pro Mahlzeit zugeführte Menge relativ klein halten. Dies gelingt Ihnen bei einem KH-Anteil von 50-60% am Energiebedarf nur dann, wenn sie entsprechend häufig essen. Mit 5-6 Mahlzeiten machen Sie alles richtig.

Essen Sie 5-6 Mahlzeiten pro Tag.

6.3. Protein

Protein ist der Nährstoff, um den sich viele Mythen ranken. Häufig und vor allem in Bodybuilderkeisen hört man Zufuhrempfehlungen von 2-4g pro kg Körpergewicht, manchmal sogar noch mehr. Auf der anderen Seite stehen die Deutsche Gesellschaft für Ernährung (DGE) und ihr amerikanisches Pendant FDA, die 0,8g pro kg Körpergewicht empfehlen.

Hierbei sind zunächst zwei Dinge zu unterscheiden: der Bedarf an Protein, um die vorhandene Muskelmasse zu erhalten, und der Bedarf an Protein, um neue zusätzliche Muskelmasse aufzubauen.

Die Empfehlungen der DGE beziehen sich auf den Erhalt von Muskelmasse, nicht jedoch auf den Muskelaufbau. Zudem bezieht sich deren Angabe auf den Durchschnittsmann mit 20% Körperfettanteil, der wenig Sport treibt.

Für den Sportler sinnvoller und treffender ist daher eine Angabe, die sich auf die aktive fettfreie Körpermasse bezieht. Als Erhaltungsdosis scheint hier eine Menge von 1g Protein pro kg FFM auszureichen.

Interessant wird es jetzt, wenn Krafttraining ins Spiel kommt. Denn Krafttraining kann die Proteinsynthese im Muskel innerhalb von 24 Stunden verdoppeln. Nach 36 Stunden findet die Proteinsynthese aber wieder auf normalem Niveau statt.

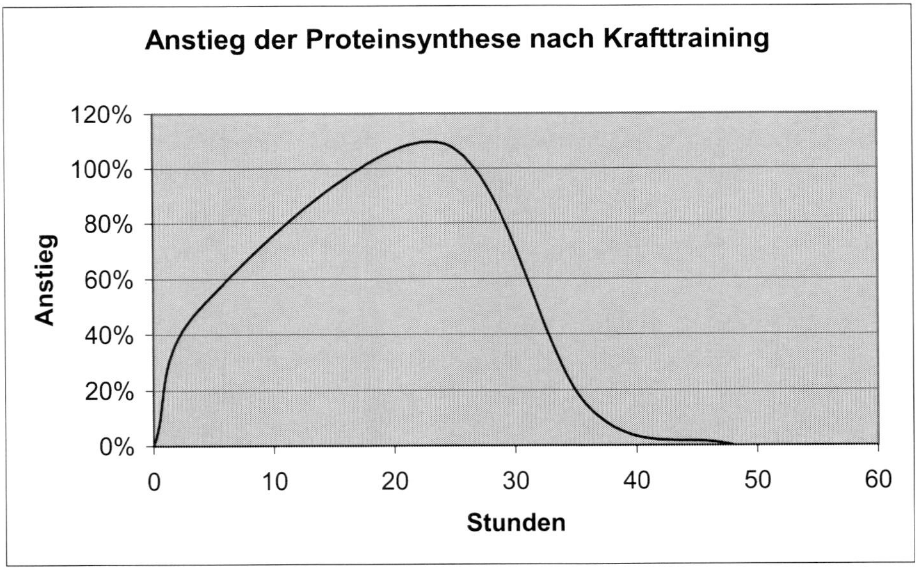

Direkt nach dem Training steigt die Proteinsynthese stark an – aber nur wenn zu diesem Zeitpunkt entsprechend viel Protein (Aminosäuren) vorhanden ist. Daher bietet es sich an, direkt nach dem Training zusammen mit den Kohlenhydraten ein schnellverdauliches Protein zu sich zu nehmen. Hier könnte z.B. Whey- bzw. Molkenprotein (Laktalbumin) verwendet werden.

Eine Menge von 0,5g pro kg FFM ist dabei völlig ausreichend. Wichtig ist hierbei, daß kein Fett zugeführt wird, da Fett die Magenentleerung verzögert. Je länger die Nahrung aber im Magen verweilt, desto länger dauert es, bis die Nährstoffe zur Muskelzelle gelangen.

Aus diesem Grund sollte ein Whey-Proteinpulver auch nicht mit Milch angerührt werden. Denn das Casein in der Milch gerinnt im Magen und verzögert dessen Entleerung erheblich.

In den 36 Stunden nach dem Training benötigt der Muskel aufgrund der erhöhten Proteinsynthese gut 1g Protein pro kg FFM zusätzlich. Diese Menge sollten Sie innerhalb dieses Zeitraums auch zuführen – besser noch innerhalb von 24 Stunden. Schließlich muß das Protein zunächst verdaut werden, bevor es dem Körper als Baumaterial zur Verfügung steht.

Eine überschüssige Proteinzufuhr über 36 Stunden hinaus hat jedoch keinen Sinn, da die Proteinsynthese sich dann wieder normalisiert hat.

Beachten Sie bitte, daß sich die Angabe von zusätzlich 1g Protein pro kg FFM innerhalb von 24 Stunden nach einem Krafttraining auf ein Ganzkörpertraining bezieht. Wenn Sie einem 2er-Split folgen, benötigen Sie nur 0,5g pro kg FFM zusätzlich. Schließlich haben Sie nur die Hälfte Ihrer Muskeln trainiert und folglich ist auch nur in der Hälfte Ihrer Muskeln die Proteinsynthese erhöht.

Analog benötigen Sie bei einem 3er-Split nur 1/3 der Menge und bei einem 4er-Split nur ¼ der Menge usw.

Ebenfalls beachten sollten Sie, daß Aufbauprozesse überwiegend während des Schlafs stattfinden. Da wir aber schlafen und nicht essen, kann es hier zu Engpässen in der Proteinversorgung kommen. Nehmen Sie daher rund die Hälfte Ihres Proteinbedarfs mit den letzten beiden Mahlzeiten des Tages zu sich. Wichtig ist dabei, daß es sich um langsamverdauliches Protein handelt. Hierfür sind alle natürlichen proteinreichen Nahrungsmittel zielführend. Wenn sie auf ein Proteinkonzentrat zurückgreifen möchten, sollte dieses auf Casein basieren bzw. ein Mehrkomponentenprotein sein und kein Whey-Protein.

Am Morgen nach dem Training können Sie weitere 0,5g Protein pro kg FFM in Form von Whey-Protein zu sich nehmen, um eine schnelle Versorgung des Körpers sicherzustellen. Auch hier sollte das Whey-Protein in Wasser angerührt werden und 30-60 Minuten vor dem Frühstück genommen werden.

- **Nehmen Sie täglich 1g Protein pro kg FFM zu sich.**
- **Nehmen Sie direkt nach dem Training 0,5g schnellverdauliches Protein pro kg FFM zusammen mit KH zu sich.**
- **Essen Sie in den 24 Stunden nach einem Krafttraining 1g Protein pro kg FFM zusätzlich zu Ihrem Grundbedarf.**

6.4. Fett

Für einen gesunden und kräftigen Körper benötigen Sie Fett. Und wie bei den Kohlenhydraten kann man auch hier unterscheiden zwischen „gutem“ Fett und „schlechtem“ Fett. Selbstredend ist, daß Sie das „schlechte“ Fett vermeiden sollten. Aber was ist gutes und was ist schlechtes Fett?

Zunächst lassen sich die Fette in drei Kategorien aufteilen:

- Gesättigte Fette
- Einfach ungesättigte Fette
- Mehrfach ungesättigte Fette

Die gesättigten Fette sind dabei die schlechten Fette. Sie werden in Verbindung gebracht mit Arteriosklerose und deren Folgekrankheiten wie Herzinfarkt und Schlaganfall. Sie werden außerdem deutlich leichter als Körperfett gespeichert und führen somit bei einer Energiezufuhr über Bedarf schneller zu einer Zunahme an Körperfett. Eine Zunahme an Körperfett ist nicht nur unschön, sondern birgt auch das Risiko von Diabetes Typ II, dessen Folge wiederum Arteriosklerose ist.

Einfach und mehrfach ungesättigte Fette hingegen werden vom Körper nur schwer als Körperfett gespeichert und können Arteriosklerose sogar entgegenwirken. Sie können weiterhin die Freisetzung von Fett als Energieträger aus den Fettzellen des Körpers begünstigen und dienen als Grundlage für anabol wirkende Hormone.

Nehmen Sie daher täglich 1g Fett pro kg Körpergewicht zu sich bzw. ca. 20-30% Ihrer täglichen Energiezufuhr. Schränken Sie die gesättigten Fette dabei auf max. 30% Ihres täglichen Fettkonsums ein. Die einfach ungesättigten Fette sollten 30-50% der täglichen Fettzufuhr ausmachen und die mehrfach ungesättigten Fette ca. 30% der täglichen Fettzufuhr. Ein Muß ist die Zufuhr von täglich 10g Leinöl.

Gesättigte Fette sind hauptsächlich tierische Fette. Achten Sie daher auf fettarme tierische Produkte. Eine perfekte Quelle für einfach ungesättigte Fette ist Olivenöl. Dieses sollte immer den Zusatz „extra vergine“ oder „nativ extra“ tragen, denn nur dann handelt es sich um gute Qualität. Olivenöl kann bis 180° erhitzt werden, ohne chemisch zu reagieren. Sollten Sie Speisen zubereiten wollen, die höhere Temperaturen erfordern, sollten Sie auf gesättigte Fette wie Schmalz oder Kokosfett umsteigen, da diese hitzestabil sind.

Mehrfach ungesättigte Fette (insbesondere Leinöl) müssen Sie immer kühl, dunkel und gut verschlossen lagern. Denn diese Fette reagieren schnell und gerne. Und je wärmer und heller es ist, desto schneller reagieren sie. Dabei entstehen Transfette, die deutlich stärkere negative Auswirkungen haben als gesättigte Fette. Mehrfach ungesättigte Fettsäuren sollten Sie daher immer kühl lagern, kalt zubereiten und kalt verzehren.

Fette		
Gesättigt	**Einfach ungesättigt**	**Mehrfach ungesättigt**
Fleisch	Olivenöl	Leinöl
Wurst	Rapsöl	Sonnenblumenöl
Milchprodukte		Kürbiskernöl
Kokosfett		

Gut ausgestattet sind Sie mit einem Vorrat an Kokosfett (wenn Sie sehr heiß braten wollen), Olivenöl (zu Salaten und zum Braten und Dünsten unter 180°) und Leinöl (täglich 10g z.B. ins Müsli oder in den abendlichen Proteindrink bzw. die abendliche Quarkspeise).

- **Essen Sie täglich 1g Fett pro kg Körpergewicht bzw. nehmen Sie 20-30% Ihres täglichen Energiebedarfs in Form von Fett zu sich.**

- **Max. 30% der täglichen Fettzufuhr sollte aus gesättigten Fetten bestehen, 30-50% sollten aus einfach ungesättigten Fetten und 30% aus mehrfach ungesättigten Fetten bestehen.**

- **Essen Sie täglich 10g Leinöl.**

- **Erhitzen Sie niemals mehrfach ungesättigte Fettsäuren !**

6.5. Vitamine

Vitamine sind Stoffe, die keine Energie enthalten, die aber notwendig sind zur Gesunderhaltung des Körpers. Unter anderem spielen Vitamine eine Rolle bei der Verstoffwechselung von Kohlenhydraten, Proteinen und Fetten. Eine besondere Bedeutung kommt hierbei dem Vitamin B Komplex zu, da dieser sowohl für einen reibungslosen Kohlenhydratstoffwechsel als auch für einen reibungslosen Proteinstoffwechsel notwendig ist.

Gleichzeitig ist die Zufuhr des Vitamin B Komplexes aufgrund unserer vielfach verarbeiteten Nahrungsmittel eher gering. Hier besteht also Handlungsbedarf, insbesondere bei der kohlenhydrat- und proteinbetonten Ernährung zum Zweck des Muskelaufbaus.

Eines der Nahrungsmittel mit dem höchsten Gehalt am Vitamin B Komplex ist Bierhefe. Eine sehr gute Quelle für Niacin, welches im Proteinstoffwechsel eine wichtige Rolle spielt, sind Weizenkeime.

Viele Sportler verzichten auf die Einnahme von Bierhefe wegen des unangenehmen Geschmacks. Wenn Sie jedoch 1-2 TL Bierhefe in einem Glas mit naturtrübem Apfelsaft ohne Zuckerzusatz auflösen, werden Sie den Geschmack als weitaus angenehmer wahrnehmen. Außerdem wurden Züchtung, Trocknung, Fermentierung und Verarbeitung weiterentwickelt, so daß auch hier einiges für einen besseren Geschmack getan wurde.

Weizenkeime haben einen eher nussigen Geschmack und können ganz einfach zum Müsli gegeben werden. Auf jeden Fall sollte ein Erhitzen sowohl von Bierhefe als auch von Weizenkeimen vermieden werden, da der Vitamin B Komplex äußerst hitzeempfindlich und –instabil ist.

Wenn Sie zusätzlich täglich mindestens 500g Obst und Gemüse essen – vorzugsweise die Hälfte davon in rohem Zustand – sollte die Versorgung mit den anderen Vitaminen gesichert sein.

- **Achten Sie auf eine ausreichende Zufuhr des Vitamin B Komplexes.**
- **Zur Absicherung der Zufuhr können Sie auf Bierhefe und Weizenkeime zurückgreifen.**

6.6. Mineralstoffe

Auch die Mineralstoffversorgung sollte mit mindestens 500g Obst und Gemüse gesichert sein. Einzig die Natrium- und Magnesiumversorgung könnte dabei problematisch sein, was sich in Muskelkrämpfen bemerkbar macht. Dabei ist eine mangelhafte Natriumversorgung nur dann wahrscheinlich, wenn Sie viel trainieren und schwitzen und gleichzeitig auf Salz und salzhaltige Produkte verzichten.

6.7. Wasser

Der menschliche Körper besteht zu 60-65% aus Wasser. Bei einer 80kg schweren Person besteht der Körper also zu 48-52kg bzw. Litern aus Wasser. Allein anhand dieser Dimension wird die Wichtigkeit von Wasser für uns deutlich.

Ein zweiter Grund ist die Empfindlichkeit, mit der der Körper auf Wasserentzug reagiert. So führt ein Flüssigkeitsentzug von nur 1% zu einer Leistungseinbuße von 10%. Folgerichtig führt ein Wasserentzug von 10% zum Tod!

Der dritte Grund, weshalb Sie auf eine ausreichende Wasserzufuhr achten sollten, ist der Wasserbedarf bei der Einlagerung von Kohlenhydraten und beim Anbau von Protein im Muskel.

Bei der Einlagerung von 1g Kohlenhydraten in die Energiespeicher werden 2,7g Wasser gebunden. Noch deutlicher fällt es bei der Anlagerung von Protein im Muskel aus – hier werden pro eingebautem Gramm Protein 4g Wasser gebunden. Daher ist insbesondere in der Zeit nach dem Training eine ausreichende Wässerung des Körpers für den Muskelaufbau ein Muß.

Generell sollten Sie pro Tag auf eine Zufuhr von 1 Liter Wasser pro 25-30kg Körpergewicht achten.

Achten Sie auf eine tägliche Zufuhr von 1 Liter Wasser pro 25-30kg Körpergewicht.

6.8. Alkohol

Alkohol sollte insbesondere in den 36 Stunden nach dem Training gemieden werden, da Alkohol ein sehr wirksames Testosteron-Suppressivum ist. Unter Einfluß von Alkohol sinkt der Testosteronspiegel deutlich ab. Wenn das während der trainingsinduzierten anabolen Phase passiert – also während der 36 Stunden nach dem Training – dann war das Training für die Katz.

Auch wenn die antianabolen Auswirkungen des Alkohols zu anderen Zeiten weniger gravierend sind, sollte auf Alkohol weitestgehend verzichtet werden. Eine Menge von bis zu 300ml Bier, 150ml Wein bzw. 15mg Alkohol täglich scheint allerdings keine negativen Auswirkungen auf die Gesundheit zu haben. Diese Menge addiert sich aber nicht für Tage, an denen kein Alkohol getrunken wird, sondern stellt die Höchstdosis für jeden Tag dar.

7. Supplemente

In jeder Bodybuilding-Fachzeitschrift prangen seitenweise Anzeigen von Supplement-Herstellern. Und alle versprechen den heiligen Gral beim Muskelaufbau oder auch Fettabbau.

Der heilige Gral zum Muskelaufbau ist ein vernünftig geplantes Training – wie in diesem Buch dargestellt – und eine bedarfs- und zielgerechte Basisernährung. Sind das Training und die Ernährung aufeinander abgestimmt und mit der Ausrichtung auf Muskelaufbau geplant, so kann getrost auf Supplemente verzichtet werden.

Im Folgenden wird deshalb nur auf solche Supplemente eingegangen, die entweder ihre leistungssteigernde Wirkung in Studien gezeigt haben oder die in bestimmten Sondersituationen sinnvoll sein können.

7.1. Proteinpulver

Die gute Nachricht vorweg: Sie brauchen kein Proteinpulver, um Muskelsubstanz aufzubauen. Gute Beispiele sind der Arzt Alexander Dargatz, der als Veganer komplett auf Proteinpulver verzichtet und trotzdem Weltmeister in der Fitness-Klasse des Verbandes NABBA geworden ist. Ein anderes Beispiel ist Dr. Andreas Müller, der als Vegetarier ebenfalls auf den Einsatz von Proteinpulver verzichtet und regelmäßig vordere Plätze bei Meisterschaften des Verbandes GNBF belegt.

Es gibt aber auch Gründe, die für den Einsatz von Proteinpulver sprechen. Zum einen benötigt der Körper direkt nach dem Training relativ schnell verfügbares Protein, damit die Proteinsynthese in Gang kommt. Hier bietet sich der Einsatz eines leicht- und schnellverdaulichen

Proteinpulvers auf Basis von Molkenprotein (Laktalbumin, Whey-Protein) an.

Zum anderen gibt es Menschen, die aufgrund ihres Berufes keine regelmäßigen Mahlzeiten zu sich nehmen können. Hier ist ein Proteinpulver auf Caseinbasis zur langfristigen Proteinversorgung sinnvoll.

Eines sollte aber immer beachtet werden: Supplemente sind Nahrungsergänzungen. Unter bestimmten Voraussetzungen sind sie also als Ergänzung der Basisernährung sinnvoll. Sobald aber jemand regelmäßig oder in höheren Dosierungen auf Supplemente zurückgreift, stimmt etwas in seiner Basisernährung nicht, und er sollte sich zunächst um diese kümmern.

7.2. Kohlenhydratpulver

Kohlenhydrate sind der Nährstoff, der jedem in der westlichen Welt im Übermaß zur Verfügung steht. Brot, Müsli, Nudeln, Reis, Zucker, Obst, Gemüse ... alle enthalten Kohlenhydrate. Was also ist der Sinn eines Kohlenhydratpulvers?

Für die allermeisten Menschen ist ein Kohlenhydratpulver überflüssig. Sie fahren deutlich besser und preisgünstiger mit natürlichen Kohlenhydratquellen wie den oben genannten. In bestimmten Situationen kann aber auch der Einsatz eines Pulvers sinnvoll sein. Wenn Sie z.B. jeden Tag viel mit öffentlichen Verkehrsmitteln unterwegs sind und nicht dauernd eine große Tasche mit Lebensmitteln mit sich herumtragen wollen oder können, ist ein Kohlenhydratpulver eine platz- und gewichtssparende Alternative. Auch wenn im Sommer Kühlmöglichkeiten für Lebensmittel fehlen, kann ein Pulver helfen.

Im Großen und Ganzen sind Kohlenhydratpulver aber nicht notwendig und bringen keinen Mehrwert.

7.3. Weight Gainer

Weight Gainer sind nichts anderes als die Kombination von Kohlenhydratpulvern mit Proteinpulvern. Daher trifft auf Weight Gainer das gleiche zu wie auf Protein- und Kohlenhydratpulver.

Hinzu kommt, daß die Kohlenhydrate in einem Weight Gainer häufig nichts anderes sind als Zucker. Da in unserer Gesellschaft sowieso schon zuviel Zucker konsumiert wird mit all seinen negativen gesundheitlichen Auswirkungen, ist vom Konsum eher abzuraten.

Sollten auf Sie die oben geschilderten Gründe für den Einsatz von Proteinkonzentraten oder Kohlenhydratpulvern zutreffen, können und sollten Sie sich Ihren Weight Gainer selbst mischen. Anhand der oben beschriebenen Methoden zur Ernährungsplanung wissen Sie selbst am besten, wie viele Kohlenhydrate und Protein Sie benötigen, und können sich Ihren Weight Gainer aus den Einzelprodukten bedarfsgerecht zusammenstellen.

7.4. Creatin

Creatin ist das einzige Produkt, das in wissenschaftlichen Studien eine leistungssteigernde Wirkung gezeigt hat. Durch eine Creatinsupplementierung können die körpereigenen Creatinphosphatspeicher um bis zu 20% stärker aufgefüllt werden. Die

Folge ist, daß Sie bei Ihren Übungen mit dem gleichen Gewicht bis zu 20% mehr Wiederholungen absolvieren können bzw. bis zu 10% mehr Gewicht bei gleicher Wiederholungszahl bewältigen.

Da zur Einlagerung von 1g Creatin sage und schreibe 23g Wasser benötigt werden, geht mit der Creatinsupplementierung i.d.R. eine deutliche Gewichtssteigerung einher. 3-7kg Gewichtszunahme innerhalb einer Woche sind dabei keine Seltenheit.

Nebenwirkungen von Creatin können Blähungen, Bauchschmerzen und Durchfall sein. Ebenfalls können Krämpfe auftreten. Indirekt wird auch der Bewegungsapparat stärker belastet, da durch die Supplementierung deutlich schwerere Gewichte bewältigt werden können. Insofern ist als indirekte Nebenwirkung das Risiko von Verletzungen am Bewegungsapparat wie z.B. Zerrungen, Muskelfaserrisse, Muskelrisse, Sehnenrisse oder Muskelabrisse erhöht.

Den indirekten Nebenwirkungen kann begegnet werden, indem bei einer Creatin-Supplementierung besonders stark auf eine absolut korrekte und langsame Übungsausführung geachtet wird. Durch eine betont langsame Ausführung (z.B. 2-4 sek. für das Heben eines Gewichts und 2-4 sek. für das Absenken eines Gewichts) werden Schwungkräfte nahezu vollständig eliminiert. Dadurch sinkt das Risiko, eine der genannten Verletzungen zu erleiden.

Erwähnt werden sollte, daß die Wirkung von Creatin im Wesentlichen eine vorübergehende ist, d.h. die Wirkung von Creatin ist mit einer gewissen Zeitverzögerung auf den Zeitraum der Einnahme begrenzt.

Auch ist zu beachten, daß bestimmte Menschen besser auf Creatin ansprechen als andere. Für eine gute Wirkung von Creatin sprechen folgende Merkmale: Vegetarier, unter 30 Jahre alt, große vorhandene Muskelmasse, überwiegend FT-Fasern im Muskel.

Eher schlecht wird hingegen ein Mensch mit den genau gegenteiligen Merkmalen ansprechen: Konsument von täglich (größeren Mengen) Fleisch, älter als 30 Jahre, wenig vorhandene Muskelmasse, überwiegend ST-Fasern im Muskel.

Für die Supplementierung von Creatin gibt es zwei Einnahmeschemata: Das schnelle Aufladen mit anschließender Erhaltungsdosis und das langsame Auffüllen der Speicher:

Aufladen + Erhalten

Bei diesem Schema nehmen Sie an den ersten beiden Tagen jeweils 20g Creatin zu sich und reduzieren diese Menge dann täglich um 5 Gramm. Als Erhaltungsdosis nehmen sie dann täglich 0,05g Creatin pro kg Körpergewicht – ein 80kg schwerer Athlet würde also 4g täglich zuführen. Eine Mehrzufuhr wird vom Körper nicht genutzt und über den Urin wieder ausgeschieden.

Zu beachten ist dabei, daß eine Einzelgabe von 5g nicht überschritten werden sollte. Dadurch werden die oben genannten Nebenwirkungen reduziert.

Langsames Aufladen

Beim langsamen Aufladen nehmen Sie von Anfang an täglich 0,05g Creatin pro kg Körpergewicht.

Einnahme

Nehmen Sie grundsätzlich maximal 5g Creatin auf einmal. Lösen Sie das Creatin in warmem Wasser vollständig auf, und trinken Sie die Lösung, sobald das Creatin sich aufgelöst hat. Wenn Sie nach dem Auflösen längere Zeit mit dem Verzehr warten, zerfällt das Creatin in wirkungsloses Creatinin.

Da Creatin große Mengen Wasser an sich bindet, sollten Sie zu jeder Creatingabe mindestens 500ml Wasser trinken, besser noch 750ml Wasser.

50min nach der Creatingabe sollten Sie dann ca. 30-50g einfache Kohlenhydrate wie z.B. Traubenzucker oder Traubensaft zu sich nehmen. Die höchste Konzentration von Creatin im Blut tritt ca. 60 min nach der Einnahme auf. Da Kohlenhydrate mit hohem GI schon nach 10 min einen Blutzucker- und damit Insulinpeak verursachen, treffen also der Creatinpeak mit dem Blutzucker- und Insulinpeak zusammen. Das Resultat ist, daß das Creatin regelrecht in die Muskelzellen gepreßt wird. Eine Gabe von 1-3g Salz dazu verbessert den Effekt nochmals.

Bei der Supplementierung mit Creatin kommt es relativ häufig zu Muskelkrämpfen. Dem kann und sollte mit 300mg Magnesium pro Tag vorgebeugt werden.

7.5. Glutamin

Glutamin ist mit 60% die im Muskelzellplasma am häufigsten vertretene Aminosäure. Glutamin zählt zu den semi-essentiellen Aminosäuren, d.h. unter normalen Umständen kann der Körper genügend Glutamin aus anderen Aminosäuren herstellen.

Unter besonderen Umständen wie z.B. hartem Training kann der Verbrauch (kurzfristig) so stark ansteigen, daß die körpereigene Produktion plus der Zufuhr über die Nahrung nicht mehr ausreicht, um den Bedarf zu decken. Aus diesem Grund kann es sinnvoll sein, direkt nach dem Krafttraining 5-10g Glutamin mit dem Post-Workout-Shake zusammen einzunehmen.

Glutamin wirkt einerseits als „Zellvoluminizer", d.h. die Zelle ist gut hydriert und nimmt in diesem Zustand deutlich mehr Nährstoffe auf – also auch Protein bzw. Aminosäuren. Insofern kann Glutamin eine leichte anabole Wirkung zugesprochen werden.

Andererseits ist Glutamin auch im Immunsystem in großen Mengen vorhanden. Steigt der Bedarf an Glutamin durch hartes Training an, und wird gleichzeitig nicht genügend Glutamin von außen zugeführt und/oder vom Körper selbst hergestellt, kann das Immunsystem geschwächt werden. Die Folge ist eine höhere Anfälligkeit z.B. gegenüber Infekten.

Glutamin sollte in der L-Glutamin-Form verwendet werden, da nur diese wirksam ist. Ebenfalls sollte Glutamin zeitnah nach dem Anrühren getrunken werden, da es sonst zerfällt und unwirksam wird. Eine isolierte Gabe ist jedoch nicht nötig – es kann ohne Weiteres in den Post-Workout-Shake gegeben werden.

8. Schlußwort

Ich hoffe, daß dieses Buch eine kurzweilige und interessante Lektüre war und Sie Anregungen für Ihr Training und Ihre Trainingsplanung erhalten haben. Einiges ist sicherlich neu für Sie und anderes fügt sich vielleicht nicht in Ihr bisheriges Wissen ein. Doch wenn Sie mit Ihrem bisherigen Wissen nicht weitergekommen sind, wäre es doch einen Versuch wert, die Ideen aus diesem Buch einmal umzusetzen und anzuwenden.

Trainieren Sie sauber, ernähren Sie sich gut und hören sie auf Ihren Körper.

Alles Gute für Sie und sichtbare Erfolge beim Training wünscht Ihnen

Jan Kralle

Der Autor

Jan Kralle ist ausgebildeter Lehrer für Fitness, Gesundheit und Sportrehabilitation sowie Fitnesstrainer mit B-Lizenz, A-Lizenz und Leistungssportlizenz.

Er trainiert regelmäßig seit 1985, davon bis 1992 leistungsorientiertes Bodybuildingtraining, durch das er 29kg an Gewicht aufbaute, seine Kraftleistungen verdoppelte und in einigen Disziplinen sogar verdreifachte. Seit 1992 betreibt er gesundheitsorientiertes Fitnesstraining.

Er war bisher als Trainer, Trainings- und Ernährungsberater und Personaltrainer tätig sowie als Moderator in einem großen nationalen Fitnessforum.